Täschner

Harte Drogen – weiche Drogen?

Diese Auflage ist Frau Prof. Dr. Lilo Süllwold,
Frankfurt am Main, gewidmet, von der ich viel gelernt habe.

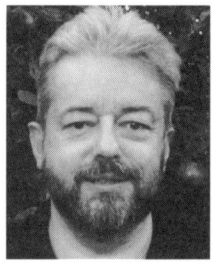

Prof. Dr. med. Karl-Ludwig Täschner (*1942) lehrt Psychiatrie an der Universität Tübingen und leitet eine städtische Nervenklinik in Stuttgart. Er hat sich in zahlreichen Veröffentlichungen seit Jahren an der Diskussion um das Drogenproblem beteiligt. Er ist Mitglied einer Reihe von Fachgremien, u. a. der Bundesärztekammer und des Nationalen Drogenrats der Bundesregierung.

Prof. Dr. med. Karl-Ludwig Täschner

Harte Drogen – weiche Drogen?

- Alle wichtigen Suchtmittel und wie sie wirken
- Wie Sie Signale für eine Abhängigkeit erkennen
- Hilfreiche Informationen für Eltern, Freunde und Lehrer

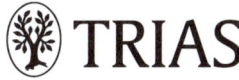

Die Deutsche Bibliothek –
CIP-Einheitsaufnahme

Ein Titeldatensatz für diese Publikation ist
bei Der Deutschen Bibliothek erhältlich.

Leserservice:

Wenn Sie Fragen oder Anregungen zu diesem
Buch haben, schreiben Sie uns:
TRIAS Verlag
Postfach 30 11 07
D-70451 Stuttgart

oder besuchen Sie uns im Internet:
www.trias-gesundheit.de

Anschrift des Autors:
Prof. Dr. med. Karl-Ludwig Täschner
Klinik für Psychiatrie und Psychotherapie
des Bürgerhospitals
Tunzhofer Straße 14–16
70191 Stuttgart

Umschlaggestaltung:
Cyclus · Visuelle Kommunikation, Stuttgart

Umschlagfoto hinten: Bildagentur Mauritius

Textzeichnungen:
Friedrich Hartmann, Nagold

Wichtiger Hinweis:
Wie jede Wissenschaft ist die Medizin ständi-
gen Entwicklungen unterworfen. Forschung
und klinische Erfahrung erweitern unsere Erkenntnis, insbesondere was Behandlung und
medikamentöse Therapie anbelangt. Soweit
in diesem Werk eine Dosierung oder eine Anwendung erwähnt wird, darf der Leser zwar
darauf vertrauen, daß Autoren, Herausgeber
und Verlag große Sorgfalt darauf verwandt
haben, daß diese Angabe **dem Wissensstand
bei Fertigstellung des Werkes** entspricht.
Für Angaben über Dosierungsanweisungen
und Anwendungsformen kann vom Verlag
jedoch keine Gewähr übernommen werden.
Jeder Benutzer ist angehalten, durch sorgfältige Prüfung der Beipackzettel der verwendeten Präparate und gegebenenfalls nach Kon-
sultation eines Spezialisten festzustellen, ob
die dort gegebene Empfehlung für Dosierungen oder die Beachtung von Kontraindikatio-
nen gegenüber der Angabe in diesem Buch
abweicht. Eine solche Prüfung ist besonders
wichtig bei selten verwendeten Präparaten
oder solchen, die neu auf den Markt gebracht
worden sind. **Jede Dosierung oder Anwendung erfolgt auf eigene Gefahr des Benut-
zers.** Autor und Verlag fordern alle Benutzer
auf, ihnen etwa auffallende Ungenauigkeiten
dem Verlag mitzuteilen.

Gedruckt auf chlorfrei
gebleichtem Papier

© 1997, 2001 Georg Thieme Verlag
Rüdigerstraße 14, D-70469 Stuttgart
Printed in Germany

Satz: Fotosatz H. Buck, Kumhausen
Druck: Gutmann, Talheim

ISBN 3-89373-634-4   1 2 3 4 5 6

Zu diesem Buch

Dieses Buch ist kein medizinisches Fachbuch. Es bietet jedem Leser Informationen, die ihm den Umgang mit dem Drogenproblem erleichtern. Jeder Leser soll verstehen können, wie Drogen wirken, warum vor allem Jugendliche sie nehmen und wie man in eine Abhängigkeit hineingeraten, aber auch wieder herausfinden kann. Am besten wäre das Buch gelungen, wenn man mit seiner Hilfe Drogenkonsum von vornherein vermeiden könnte. Aber das ist sicher ein zu hoch gestecktes Ziel.

So wie das Drogenproblem in den vergangenen zwanzig Jahren in Deutschland und in unseren Nachbarländern angewachsen ist, ist auch die Zahl der Veröffentlichungen gestiegen. Der Autor selbst hat sich daran beteiligt und vor allem wissenschaftliche Aufsätze und Bücher zum Drogenproblem beigesteuert, die teilweise im Literaturverzeichnis am Ende dieses Buches aufgeführt sind. Solche Informationen für Fachleute muß es natürlich auch geben, aber die große Zahl von Interessenten, die zweifellos vorhanden ist, wird mit diesen Publikationen nicht erreicht.

Aufgrund der Erfahrung aus zahlreichen Fortbildungsveranstaltungen, die für die verschiedensten Interessenten in den letzten Jahren durchgeführt wurden, wissen wir, daß gerade grundlegende Information nach wie vor not tut. Noch immer wird Haschisch mit Heroin verwechselt, Alkohol für harmlos gehalten, Nikotin bzw. Tabak nicht als Droge anerkannt, Kokainkonsum verharmlost und Kodein für ein brauchbares Medikament für Drogenabhängige gehalten. Der Ruf nach Freigabe des Haschischs für alle wäre nicht so laut, wenn die Angesprochenen genau wüßten, was sie sich damit möglicherweise einhandeln und auch die Befürworter besser informiert wären. Schließlich stieße auch die Forderung nach Vergabe von Methadon, Kodein oder gar Heroin an Opiatsüchtige auf stärkere Zurückhaltung, wenn die Wirkungen dieser Stoffe allgemein bekannter wären.

Es ist also zunächst notwendig zu informieren, denn nur auf der Grundlage von Informationen kann man sich eine wohlabgewogene Meinung bilden. Man muß die hier anstehenden Sachverhalte selber beurteilen können. Dazu will dieses Buch beitragen. Es bemüht sich um Sachlichkeit und Neutralität. Der Verfasser kann aber aus seinem Herzen auch keine Mördergrube machen und wird deshalb an manchen Stellen seine persönliche Auffassung äußern. Ich werde mich jedoch darum bemühen, den Leser zu überzeugen, indem ich ihm die Argumente nenne, die aus meiner Sicht zu berücksichtigen sind. Je weniger Gefühlsregungen ins Spiel kommen, desto eher wird das gelingen. Das Buch soll Überzeugungsarbeit leisten. Es soll die Grundtatsachen benennen, aber dort, wo Gegenpositionen bestehen, sollen sie gleichfalls deutlich werden. Vor jeder Diskussion sollte die Information stehen, hier liegt deshalb unser inhaltlicher Schwerpunkt.

Im Mittelpunkt unserer Betrachtung stehen die häufigen und wichtigen Drogenprobleme, während Spezialfragen nur gestreift werden können. Vor allem den Drogen Haschisch, Kokain, Heroin und dem Alkohol gilt unsere Hauptaufmerksamkeit.

LSD, Schnüffelstoffe und der Tabak, obwohl weit verbreitet, werden kürzer abgehandelt. Das Kapitel über Designerdrogen geht auf die jüngste Entwicklung ein.

Einen Schwerpunkt bilden ferner Suchterkrankung, -vorbeugung und -behandlung.

Ich hoffe, daß dieses Buch die Probleme des Drogenkonsums verständlich machen und damit seinen Beitrag zur Information und zur Aufklärung leisten kann.

September 1997   Karl-Ludwig Täschner

Vorwort zur 3. Auflage

Das 1994 unter dem ursprünglichen Titel „Drogen, Rausch und Sucht – Ein Aufklärungsbuch" erschienene Buch erscheint in 3. Auflage. In der 2. Auflage wurde es konzeptionell überarbeitet, ergänzt und erschien in einer neuen Gestalt und mit neuem Titel. Offensichtlich besteht weiterhin Interesse an Informationen über Drogen, obgleich doch eine Vielzahl von Schriften hierzu auf dem Markt erschienen ist. Das Buch verfolgt das Ziel, sachlich, aber doch argumentativ und dabei in verständlicher Form die Probleme der Drogenwirkung und des Drogenkonsums zu erörtern. Ich hatte mir ursprünglich das Ziel gesetzt, ein Buch ohne Fremdworte zu verfassen. Das ist nicht ganz gelungen. Es wäre mir aber eine Freude, wenn neben dem Informationsgehalt die leichte Verständlichkeit ein wesentliches Merkmal dieses Buches wäre.

Stuttgart, 30.10.2000   Karl-Ludwig Täschner

Kapitel 1

Die öffentliche Diskussion der Drogenfrage

Obwohl wir mittlerweile seit mehr als zwanzig Jahren in Deutschland und in unseren Nachbarländern mit wachsendem Drogenkonsum konfrontiert sind, empfinden wir doch erst in der letzten Zeit Drogen als eine Art Bedrohung. Wir empfinden sie als Bedrohung vor allem der jüngeren Generation, weil wir wissen, daß es in erster Linie die Jüngeren sind, die Rauschdrogen konsumieren. Hingegen fassen wir den Alkoholkonsum, den alle Altersgruppen der Bevölkerung betreiben, kaum als Bedrohung auf, obwohl er eine Vielzahl unterschiedlicher und breitgefächerter Schäden anrichtet. Diese betreffen vor allem den einzelnen Konsumenten, aber auch die Allgemeinheit, die für die Kosten der Behebung dieser Schäden oder ihren Ausgleich aufzukommen hat.

Wie kommt es, daß die beiden Teile ein und desselben Problems so unterschiedlich betrachtet werden? Rührt es vielleicht daher, daß diejenigen, die die Betrachtungen anstellen, fast ausschließlich zu denen gehören, die zwar Alkohol trinken, aber selbst keine Drogen nehmen...? Sind vielleicht diejenigen, die die öffentliche Meinung beeinflussen, in erster Linie Verfechter oder wenigstens Verharmloser des Alkoholkonsums, nicht aber des Drogenkonsums? Und warum ist das so? Sollen andere von ihrer Schande sprechen, ich spreche von der meinen, hat Brecht einmal gesagt. Deshalb soll in diesem Buch sowohl vom Alkohol als auch von Rauschdrogen die Rede sein, denn beides gehört zusammen, hat ähnliche Ursachen, ein ähnliches Erscheinungsbild und fast genau übereinstimmende Folgen.

Die öffentliche Diskussion hat in letzter Zeit auch die Verbindung wiederhergestellt zwischen beiden Teilen des Sucht- und des Rauschproblems. Der Vergleich zwischen Alkohol und Cannabis hat dazu geführt – und hier besteht vielleicht sogar ein gewisses Verdienst –, daß der Blick auf die Gemeinsamkeiten und Unterschiede zweier Drogen gerichtet wurde, die man sonst stets getrennt betrachtet hatte. Ob man nach der Beschreibung beider Stoffe zu dem Urteil gelangen kann, beide müßten frei erhältlich sein, oder eher dazu, beide seien schädlich und also zu vermeiden oder gar zu verbieten, das sollte jeder selbst entscheiden. Hilfen zu dieser Entscheidung sollen in diesem Buch angeboten werden.

Drogen und Räusche kennen wir seit langem, und die Menschen haben damit immer gelebt. Das Bedürfnis nach Räuschen ist Teil des menschlichen Lebens. Arnold Gehlen hat Drogen einen uralten Menschheitsbesitz genannt, und hier schwingt etwas Gültiges, Positives, Wertvolles in der Aussage mit. Räusche führen aus der Welt der Realität heraus. Sie vermitteln neue Erlebnisweisen und führen hin zu unbekannten Wahrnehmungsinhalten. So wie man im Rausch die Wirklichkeit sieht und beurteilt, so sieht und beurteilt man sie in nüchternem Zustand eben nicht. Für manche Menschen stellt sich dabei die Frage, was erstrebenswerter ist: die Betrachtung der Probleme des Lebens und der Welt im Rausch oder in der nüchternen Wirklichkeit.

Ist die Erlebniswelt des Menschen ärmer ohne Räusche? Oder kann man getrost auf Räusche verzichten und sich ganz der unverstellten Realität widmen? Das ist sicher eine Entscheidung, die jeder für sich treffen muß, solange sie ihn allein betrifft. Wo sie indessen das Gemeinwesen berührt, dort sollte wohl auch das Gemeinwesen entscheiden. Und hier sind wir mitten in der Kernfrage, die sich jede staatliche Drogenpolitik zu stellen hat: Wie weit kann der einzelne über sein Handeln frei entscheiden, und wo muß der Staat eingreifen? Im Interesse der meisten Menschen kann es nicht liegen, wenn allzuviel in ihrem Leben von außen reglementiert, wenn also ihr eigener Handlungs- und Entscheidungsspielraum allzusehr eingeengt wird. Andererseits dürfte ganz unstrittig in einem von vielen Einzelinteressen bestimmten Gemeinwesen ein beträchtlicher Regelungsbedarf bestehen. Um den Gleichheitsgrundsatz durchsetzen zu können, bedarf es der Einschränkung des Handlungsspielraums insbesondere der Starken. Sonst blieben den Schwächeren kaum Handlungs- und Entfaltungsmöglichkeiten. Demokratie ist vor allem konsequenter Minderheitenschutz. Dieser Grundsatz ist in den Bereich der Drogenpolitik zu übertragen: Der Schutz der Schwachen vor schädlicher Einflußnahme von außen muß gesichert bleiben.

Wer sind die Schwachen? Hier ist in erster Linie an Kinder und Jugendliche zu denken, aber auch an Menschen, die uninformiert und unerfahren sind, die also vielschichtige Zusammenhänge nicht so leicht durchschauen können. Ein ansehnlicher Teil der Menschen ist auf einfache Art zu Verhaltensweisen zu verleiten, die ihnen in der Konsequenz finanzielle, persönliche oder auch gesundheitliche Nachteile bringen, weil sie die Tragweite ihres Tuns von vornherein nicht vollständig überblicken können. Damit soll nicht einer großen Gruppe von Menschen die Kritik- und Urteilsfähigkeit abgesprochen werden, sondern es sei nur darauf hingewiesen, daß zur Beurteilung mancher schwieriger Sachverhalte häufig Information und Schulung erforderlich sind.

Nun kann der Staat sicher nicht jedem Bürger die Verantwortung für sein Tun abnehmen und ihn vor schädlichen Folgen schützen. Aber bei gesundheitlichen Schädigungen, für die das Gemeinwesen schließlich einstehen muß, steht dem Staat eine Art Mitbestimmungsrecht zu. Wenn also von Regelungsbedarf durch Drogengesetzgebung gesprochen wird, bezieht man sich auf diesen Handlungsbedarf von seiten des Staates. Dort, wo allein der einzelne betroffen ist, kann man ihm vieles selbst überlassen. Dort jedoch, wo die anderen mitbetroffen sind, brauchen wir Regeln, weil der einzelne die Verantwortung für die Gemeinschaft in der Regel nicht übernehmen kann.

Der Bundesgerichtshof geht in seinen Urteilen über diese Auffassung weit hinaus. Er hat 1992 entschieden, daß sich das Gemeinwesen sogar mit strafrechtlichen Mitteln gegen die Ausbreitung des Drogenkonsums wehren darf, weil es hier die Ursache einer schweren Belastung der Allgemeinheit mit negativen Dauerfolgen abzuwehren gilt. Es wird ja oft behauptet, daß es die Strafverfolgung sei, die das Drogenproblem überhaupt erst schaffe. Keine Strafverfolgung – kein Drogenproblem. Hier wird immer wieder die Ursache des Problems mit seiner Wirkung verwechselt. Die Strafverfolgung schafft nicht das Drogenproblem, sondern dem Drogenproblem ist nur durch einschränkende Maßnahmen zu begegnen. Es wird nicht weniger Drogen geben, wenn man Drogen zum Konsum freigibt. Lediglich ausgewogene Maßnahmen, die Angebot *und* Nachfrage verringern, werden das Problem lösen. Darauf wird noch näher einzugehen sein.

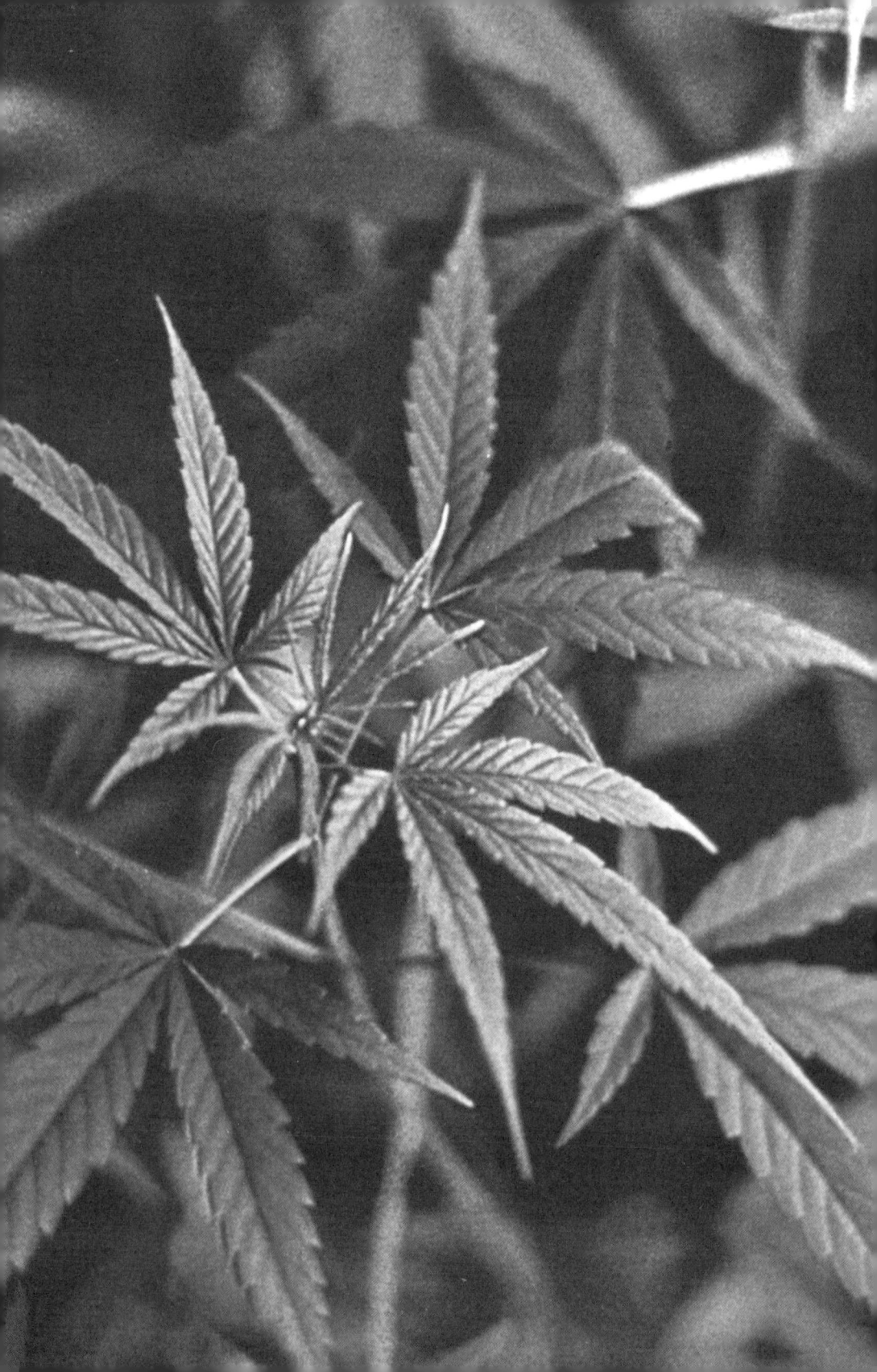

Kapitel 2

Die wichtigsten Rauschmittel

Haschisch

Haschisch (wissenschaftlicher Name: Cannabis) gehört neben dem Alkohol und dem Tabak zu den am weitesten verbreiteten rauscherzeugenden Stoffen. Wir bezeichnen es deshalb als *Rausch*mittel, weil seine wesentliche Wirkung darin besteht, einen Rauschzustand hervorzurufen. Diese Eigenschaft hat es mit der Gruppe der Halluzinogene (LSD, Meskalin u.a.) gemeinsam. Dagegen wirken andere zur Abhängigkeit führende Stoffe nicht in erster Linie rauscherzeugend, sondern z.B. leistungssteigernd (Weckmittel, Kokain) oder schmerzlindernd (Opiate, Heroin), aber auch schlaffördernd und beruhigend (z.B. Gruppe der Benzodiazepine, Valiumgruppe).

Haschischkonsum dient immer der Veränderung der eigenen Befindlichkeit bzw. der Rauscherzeugung.

Es handelt sich also um die klassische Rauschdroge.

Von 1977 bis 1988 stiegen die Cannabissicherstellungen weltweit von 330 auf 1 100 Tonnen. 1993 waren es 1 200 Tonnen bei einer geschätzten Weltproduktion von 6 800 Tonnen Cannabis.

In der Bundesrepublik schwankte der Umfang sichergestellten Haschischs in den Jahren 1970 bis 1987 zwischen 3 und 10 Tonnen, seit 1988 liegt er deutlich über 10 Tonnen jährlich; 1994 wurden 25,6 Tonnen Haschisch/Marihuana in Deutschland sichergestellt; 1998 waren es 21 Tonnen. Haschisch wird offenbar in Deutschland in letzter Zeit häufiger konsumiert, und so findet die Droge auch stärker die Aufmerksamkeit der Öffentlichkeit als in den zurückliegenden Jahren. Haschisch ist aus verschiedenen Gründen für junge Menschen attraktiv:

- es ist preiswert erhältlich,
- man kann es leicht beschaffen,
- es gilt als sogenannte weiche Droge,
- es wird, wie der Alkohol, als unschädliches Genußmittel angesehen,
- es ist die Droge der jungen Generation,
- es gilt als reines Naturprodukt,
- es entfaltet eine Fülle attraktiver Wirkungen.

Die Kenntnis der Haschischwirkungen ist für seine Beurteilung uner-
läßlich.

Der typische Haschischrausch bei einmaligem Konsum

- Zunächst gehobene Stimmung und ein Gefühl des Wohlbefindens,
- Antriebsminderung, Gleichgültigkeit und orientalisch anmutende Ge-
  lassenheit,
- Denkstörungen in Form von bruchstückhaftem Denken und Herab-
  setzung der gedanklichen Speicherungsfähigkeit,
- Störungen der Konzentration und der Aufmerksamkeit,
- erhöhte Ablenkbarkeit, Reizoffenheit,
- Ausrichtung der Aufmerksamkeit auf unbedeutende Nebenereignisse
  und Nebenreize,
- Wahrnehmungstörungen,
- Sinnestäuschungen,
- Störungen des Gedächtnisses und der Erinnerung,
- Störungen des Körpergefühls,
- Störungen der Kritikfähigkeit mit erhöhter Risikobereitschaft und
- verändertes Ausdrucksverhalten.

Ein Haschischrausch

»Etwa eine halbe Stunde, nachdem wir zu dritt das Rauchpiece weggeraucht
hatten, setzte bei mir allmählich ein Gefühl der Leichtigkeit ein, eine Erleichte-
rung, ich fühlte mich frei und ungezwungen, aber auch fast frei von Gewicht.
Nichts drückte mich mehr auf die Erde, nicht, als ob ich fliegen könnte, aber alles ging einfach leicht. Auch das Zuhören, die Musik kam mir ganz anders als
sonst vor, deutlich, klarer, aber auch bedeutungsvoll, ich konnte mich auf einzelne Instrumente besser konzentrieren, einzelne Klänge gingen mir besser ein, ich
hörte etwas heraus wie eine Botschaft, ohne daß ich konkret sagen könnte, was
gemeint war. Auch das Sprechen ging leichter, das Reden mit den anderen ging
wie von selbst, als ob ich kaum etwas dazu tun müßte. Dann schließlich bekam
ich seltsamen Appetit. Das kannte ich bis dahin an mir gar nicht. Ich wollte unbedingt etwas Süßes essen; sonst waren mir solche Gelüste fremd. Klar, einmal
ein Bonbon oder ein Riegel, ja, das machte ich schon; aber jetzt war es wie ein
plötzlicher Heißhunger, dem ich nachgeben mußte. Was ich dann aß, weiß ich
heute nicht mehr, aber es schmeckte köstlich, himmlisch, es war ein ganz unge-
wöhnlicher Geschmack.

Zur gleichen Zeit fühlte ich mich für den Rest des Abends gelöst, fröhlich, zufrieden, und alle meine Sorgen, die ich damals hatte, waren verschwunden. Ich
ruhte wie ein Buddha in mir selber, hatte keine Bedürfnisse, saß und fühlte mich
originell, obgleich ich womöglich wenig sagte. Es war mehr ein Gefühl, daß einfach alles stimmte und sozusagen in Ordnung war.«

Atypischer Haschischrausch

- Gedrückte Stimmung,
- gesteigerter Antrieb und Unruhe,
- Angstgefühle,
- Orientierungsstörungen und Verwirrtheit,
- evtl. eigenbezügliche Wahnerlebnisse und Reizbarkeit.

Mögliche körperliche Wirkungen des Haschischrausches

- Herzklopfen als Ausdruck gesteigerten Blutdrucks,
- vermehrter Hunger, Appetit und Durst,
- Schläfrigkeit, Müdigkeit,
- Übelkeit, Brechreiz,
- Mißempfindungen,
- Zittern und
- Gangunsicherheit.

Wirkungen bei häufigem Konsum von Haschisch

Es kann sich eine *Abhängigkeit* herausbilden. Diese Abhängigkeit wird von der Weltgesundheitsorganisation (WHO) definiert als eine mäßige bis deutliche *psychische Abhängigkeit* von der angestrebten Wirkung, ohne daß es freilich zu körperlicher Abhängigkeit kommt und ohne daß sich körperliche Entzugserscheinungen ausbilden. Die Tendenz zur Dosissteigerung ist gering ausgeprägt.

Für die Gefährlichkeit einer Rauschdroge spielt es im übrigen keine wesentliche Rolle, ob sie »nur« psychische oder darüber hinaus auch noch körperliche Abhängigkeit hervorruft. Wir kennen eine Reihe von Substanzen, über deren Gefährlichkeit nicht mehr gestritten wird, obwohl sie »nur« zu psychischer Abhängigkeit führen (Kokain, Weckmittel).

Entzugserscheinungen bei Haschischabhängigkeit

- Unruhe,
- Gefühl innerer Leere,
- Nervosität,
- Konzentrations- und Antriebsstörungen,
- Fahrigkeit,
- Schlafstörungen,
- vegetative Zeichen und
- das schwer beherrschbare Bedürfnis, sich erneut Stoff für den eigenen Bedarf zu beschaffen, um den Konsum der Droge fortzusetzen.

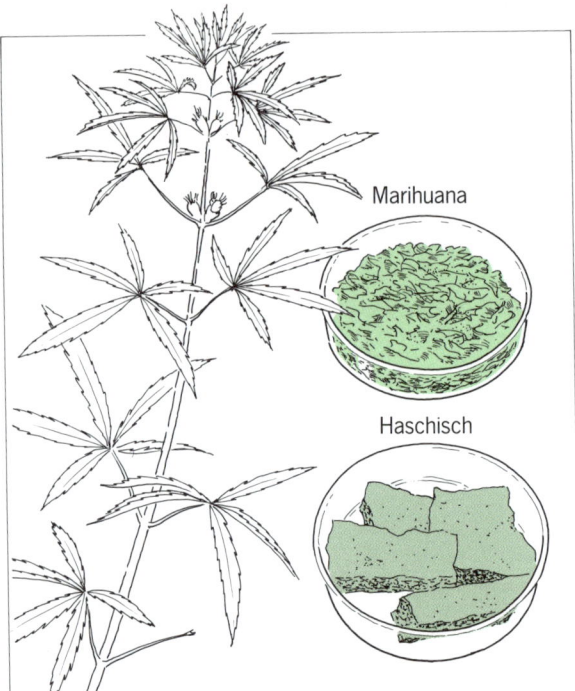

Abb. 1:
Hanfpflanze mit
weiblichen Blüten-
ständen. Marihuana
enthält überwiegend
zerkleinerte Pflan-
zenteile. Haschisch
besteht aus dem
Harz der Blüten-
stände.

Marihuana

Haschisch

Das alles schließt nicht aus, daß Haschisch über einen längeren Zeitraum hinweg auch mißbräuchlich konsumiert werden kann (z.B. immer
am Wochenende), ohne daß dabei eine Abhängigkeit auftritt. Mancher
Haschischkonsument geht auf andere Stoffe über, ohne in das Stadium
der Abhängigkeit vom Haschisch überhaupt eingetreten zu sein, ebenso
wie viele junge Leute »eben mal probieren«, ohne zu Abhängigen zu werden. Das ändert jedoch nichts an der grundsätzlich abhängigmachenden
Eigenschaft der Droge.

Einstellungs- und Wesensveränderungen

Beobachtungen in den westlichen Industrieländern haben gezeigt,
daß sich bei längerdauerndem Haschischkonsum in vielen Fällen ein
»*amotivationales Syndrom*« *(AMS)* mit den folgenden Symptomen entwickelt:

- Teilnahmslosigkeit, Aktivitätsverlust,
- Gefühl fast grenzenlosen Wohlbefindens (Euphorie),
- Gleichgültigkeit gegenüber Anforderungen des Alltags,

- allgemeine Antriebsverminderung und
- herabgesetzte Belastbarkeit.

Solche psychischen Veränderungen stehen allerdings einer auf Leistung und Verantwortung hin ausgerichteten Gesellschaftsordnung im Wege. Die Konsumenten fühlen sich allmählich den Anforderungen der Leistungsgesellschaft immer weniger gewachsen. Wo aber dem Drogenkonsumenten der lange Atem zur Realisierung längerfristiger Planungen und Projekte fehlt und er statt dessen Aufgaben und Belastungen ausweicht, muß es zu Reibungen und Konflikten mit der Umgebung kommen. So ist es zu verstehen, daß ihnen die Einordnung in das bestehende soziale Gefüge immer schwerer fällt. Daraus müssen zwangsläufig Nachteile für die Betroffenen erwachsen.

Störungen des Denkens, Wahrnehmens, des Gedächtnisses und der Merkfähigkeit

Solche Leistungseinbußen treten vor allem beim chronischen Konsum der Droge auf. Die Fähigkeit zu unterscheidendem Denken und Urteilen läßt nach. Mit dem – rein subjektiven – Gefühl erhöhter Leistungsfähigkeit geht ein tatsächlicher Verfall derselben einher. Scheintiefsinn tritt an die Stelle logisch geordneten schlußfolgernden Denkens. »Erleuchtungserlebnisse« ersetzen rational zustande gekommene Einsichten. Besonders Sorgfaltsleistungen sind am stärksten von solchen Einschränkungen betroffen. Insgesamt wird die geistige Leistungsfähigkeit deutlich vermindert.

Umsteigeeffekt

Die meisten Haschischprobierer stellen den Konsum der Droge spontan wieder ein, so daß damit keine »Drogenkarriere« eröffnet wird. Befragt man aber Heroinsüchtige bzw. Mehrfachabhängige, so stellt sich in der Mehrzahl der Fälle heraus, daß am Anfang ihrer Drogenkarriere das Haschisch stand, wenn es auch vielfach nur kurzzeitig und gelegentlich benutzt wurde. Sind wir also berechtigt, das Haschisch eine *Einstiegsdroge* zu nennen? Nach allen bisher vorliegenden Untersuchungsergebnissen scheint es unstrittig, daß längerdauernder Konsum einer im Gehirn wirksamen Substanz von der Art des Haschischs gewohnheitsbildend wirkt und somit abhängige Verhaltensweisen bahnt und verfestigt. Das gilt für Haschisch, aber auch für viele andere Drogen.

Haschischkonsum verstärkt ein Verhalten, das auf Manipulation der eigenen Befindlichkeit und das Ausweichen vor den Belastungen des All-

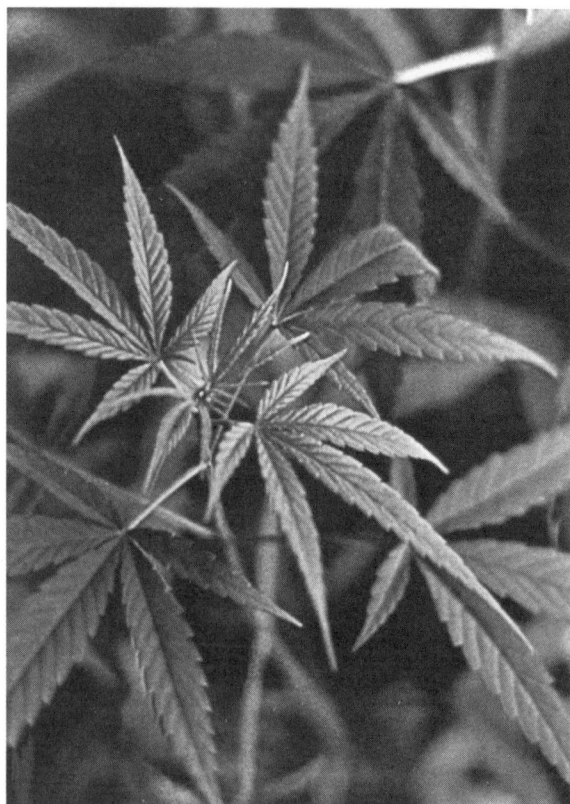

Abb. 2:
Blätter der Hanf-
pflanze (Foto:
Landeskriminalamt
Baden-Württemberg)

tags ausgerichtet ist. Der Wunsch nach Verstärkung der Wirkung des Haschischs und die im Verlauf als nachlassend empfundenen Effekte dieses
Stoffes führen die Konsumenten auf die Suche nach stärker wirkenden
Drogen. Als solche erweisen sich Halluzinogene, später Weckamine,
schließlich Opiate. Die Dosissteigerung allein reicht beim Haschisch nur
kurze Zeit aus, um die Wirkung weiter zu steigern. An seine Stelle müssen vielmehr neue Drogen mit stärkeren Wirkungen treten. Durch den
Dauerkonsum von Haschisch wird so eine Schiene in eine spätere Opiatsucht gelegt. Sicher müssen zur Eröffnung einer Drogenkarriere in Richtung Opiatsucht noch individuelle und möglicherweise weitere Faktoren
treten. Es steht aber fest, daß Haschisch den Weg zum Heroin ebnet und
wahrscheinlich in vielen Fällen ohne Haschischkonsum kein Heroinkonsum zustande käme. Aus dem Umgang mit Opiatsüchtigen bestätigt sich
dieser Zusammenhang täglich. Dabei soll nicht außer acht bleiben, daß
es noch andere, vergleichbar wirksame Einstiegsdrogen gibt.

Schwere Dosierbarkeit

Weil Haschisch nur schwer zu dosieren ist, ist die Wirkung einer Einzeldosis kaum berechenbar. Unter verschiedenartigen Begleitumständen ist bei verschiedenen Personen mit unterschiedlichen Rauschverläufen zu rechnen. Die seelische Situation eines Menschen beim Haschischrauchen beeinflußt die Qualität des Rausches. Beispielsweise kann eine vom Konsumenten unter Umständen gar nicht bemerkte, unterschwellig vorhandene depressive Verstimmung, eine situativ bedingte Niedergeschlagenheit oder ein vorangegangenes Mißerfolgserlebnis den Haschischrausch negativ beeinflussen. Ist der Rausch einmal in Gang gekommen, ist er durch den Konsumenten nur schwer steuerbar. Dadurch entstehen für ihn Risiken, die er vorher kaum abschätzen kann. Der Rausch kann dann jederzeit atypisch verlaufen: mit Horror und Panik, Angst und Entsetzen, depressiver Verstimmung und Neigung zu unvorhersehbarem Fehlverhalten. Die Wirklichkeit wird verzerrt und angstgefärbt wahrgenommen. In einem solchen Zustand kann der Konsument u.a. selbstmordgefährdet sein. Bei derartigen Rauschverläufen ist des öfteren psychiatrische Behandlung vonnöten.

Hinzu kommt, daß Haschisch offensichtlich auch Psychosen (schwere psychische Krankheiten, meist vom Typ der Schizophrenie) auslösen kann. Solche Psychosen können in chronische Verläufe einmünden, die von Schizophrenien nur schwer zu unterscheiden sind. Diese Eigenschaft des Haschischs stellt, nach meiner Überzeugung, einen Haupteinwand gegen seinen Konsum dar.

Eine typische Haschischpsychose

24jähriger Patient, mittlere Reife, Maschinenschlosser, Ausbildung beendet, begann mit 16 Jahren Haschisch zu rauchen, später kamen einige wenige LSD-Trips hinzu. Im Prinzip rauchte er aber überwiegend Haschisch, weil ihm die Wirkung der Droge gefallen habe. Er habe klarer denken können, alles besser gesehen, die Musik deutlicher gehört, man könne das ganze Zustandsbild schwer beschreiben, er sei kontaktfreudiger geworden, habe sich mit Leuten unterhalten können, an die er sich sonst nie herangetraut hätte. Mit 18 Jahren steigerte er den Haschischkonsum, nahm gelegentlich auch einmal Weckamine (Speed) ein, in der Überzeugung, daß es sich dabei nicht um Stoffe handele, welche Abhängigkeit erzeugen. Mit 23 schnupfte er probeweise Heroin, brach aber nach wenigen Versuchen den Konsum ab, weil er Widerwillen und Ekel dagegen entwickelte. Er blieb weiterhin beim Haschisch, das er teils grammweise, teils in Dosen von 5 bis 10 Gramm pro Tag konsumierte, manchmal sei es sogar noch mehr gewesen. Das alles habe sich zunächst noch mit seiner Ausbildung und seiner Arbeit vereinbaren lassen. Mit 21 hatte er erstmals versucht, das Haschisch abzusetzen. Damals traten jedoch merkwürdige Empfindungen bei ihm auf, er fühlte sich wie verloren und ausgestoßen, litt nachts unter Angstzuständen, fühlte sich verfolgt, war innerlich unruhig, konnte kaum noch schlafen und geriet in ängstliche Verstimmungen, so daß er sich bald nicht mehr selbst wiedererkennen konnte. Dann wieder entwickelte er Zustände, die an Größenwahn erinnerten, er fühlte sich als »Superman«, zeitweise wußte er nicht mehr, was er redete. Zu allem gab er seinen Kommentar ab, ohne eigentlich seine eigenen Worte noch richtig verstehen zu können. Er wußte gar nicht mehr, was er eigentlich redete. In diesem Zusammenhang begab er sich dann in nervenärztliche Behandlung. Die verordneten Medikamente verhalfen ihm dazu, daß die Symptome abklangen.

Danach konsumierte er aber wieder Haschisch, und zwar in höheren Dosen. Dabei kam es zu erneuten ähnlichen Zuständen wie früher. Aus heiterem Himmel traten Angstzustände, Konzentrations- und Schlafstörungen auf. Er habe sich auch innerlich vollkommen leer gefühlt. Nachts war er von Angstträumen geplagt, wachte auf, konnte nicht mehr einschlafen. Er wandte sich dann erneut an den Nervenarzt, der ihn wiederum ambulant behandelte, worunter die Erscheinungen bald erneut abklangen.

Ein Jahr später – der Patient hatte erneut Haschisch geraucht – kam es zum dritten Mal zu einem Zustandsbild der gleichen Prägung wie zuvor. Diesmal gingen ihm tausend Gedanken durch den Kopf, er war innerlich erregt, konnte sich von bestimmten Gedanken überhaupt nicht mehr frei machen, die sich ihm aufdrängten, von denen er auch das Gefühl hatte, daß sie von außen eingegeben wurden. Er sprach unzusammenhängend und zog sich zeitweise zurück. Er entwickelte merkwürdige und verschrobene Ideen: Er glaubte, er könne aus dem Verhalten von Tieren ablesen, daß sie ihn verstünden, fühlte sich beobachtet, hatte eigentümliche Kontaktgefühle mit der Umgebung, fühlte sich wortlos von allen verstanden, geriet immer mehr in eine Schlaflosigkeit hinein, zugleich entwickelte sich das Gefühl der Leere und der Interessenlosigkeit. Was er las, bezog er auf sich, auch im Fernsehen fühlte er sich in verdeckter Form erwähnt. Er mußte erneut ambulant behandelt werden, wieder führten die Medikamente zum Abklingen der Beschwerden.

Ein Jahr später – er war inzwischen 24 – kam er in unsere Klinik, wirkte passiv, interesse- und teilnahmslos, ohne Kraft und Esprit, arm an Initiative, im Antrieb gemindert, einsilbig und blaß im Ausdrucksverhalten, Gestik und Mimik verkargt, ohne daß wir Denkstörungen finden konnten. Der Versuch einer Behandlung führte zu keinem positiven Ergebnis.

Schließlich kann chronischer Haschischkonsum nach vorliegenden Berichten zu Atemwegserkrankungen führen. Der Teergehalt der Droge ist weitaus höher als der von Tabak. Darüber hinaus haben sich andere *Organschädigungen* bei Haschischkonsumenten bislang nicht sicher nachweisen lassen. Es steht weiter die Frage im Raum, ob die Berichte über Hirnschäden, Veränderungen im Hormonhaushalt, im Enzymsystem, im Immunsystem (weiße Blutkörperchen) und am genetischen Material (Erbmaterial) des Menschen künftig bestätigt werden können.

Heroin

Heroin ist in Deutschland seit etwa 1973 verfügbar. Bis vor wenigen Jahren war die sogenannte Drogenszene eigentlich die Heroinszene. Der in der Öffentlichkeit als typischer Drogenabhängiger angesehene Süchtige war meist ein Heroinsüchtiger. Heroin wird entweder geschnupft oder in die Vene gespritzt, letzteres allerdings deutlich häufiger. Das hängt zum einen damit zusammen, daß beim Schnupfen von Heroin kein sogenanntes »Flash«-Erlebnis eintritt (plötzlich einsetzendes überwältigendes Hochgefühl), und andererseits damit, daß beim Spritzen weniger Stoff verwendet werden muß als beim Schnupfen. Zum Spritzen in die Vene wird Heroin, je nach Wirkstoffgehalt, in Mengen zwischen 50 bis 500 mg (also 1/20 bis die Hälfte eines Gramms) auf einem Löffel in Leitungswasser eingebracht. Das Gemisch wird erhitzt, bis sich der größte Teil des Stoffs aufgelöst hat. Zur Verbesserung der Löslichkeit wird Zitronensäure oder auch Zitronensaft zugesetzt. Sorgfältige Heroinsüchtige filtern die gewonnene Lösung dann über einen Wattebausch oder Zigarettenfilter,

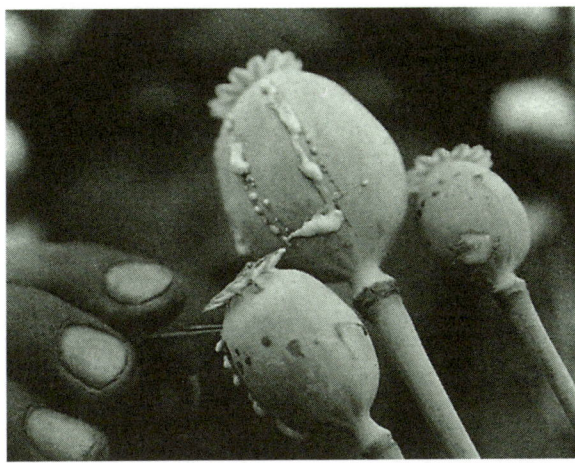

Abb. 3:
Angeritzte Mohn-
kapsel (Foto: Landes-
kriminalamt Baden-
Württemberg)

nehmen sie mit einer Spritze auf und spritzen sie sich anschließend in die Vene, meist der linken Ellenbeuge, des Unterarmes oder des Handrückens.

Heroin ist auf dem Schwarzmarkt in unterschiedlicher Qualität erhältlich: Der Reinheitsgrad kann zwischen 10 und 95 % schwanken. Als mittlere Qualität gelten sogenannte »Hongkong-Rocks«. Dabei handelt es sich um grobbröckliges, bräunlich gefärbtes Heroin mit einem mittleren Gehalt um 50 %. Das Angebot in der Drogenszene wechselt. Zeitweise war beispielsweise in Frankfurt relativ reines weißes Heroin türkischer Herkunft verfügbar, später das aus Fernost stammende beigefarbene Heroin. Der Markt weist hier starke Schwankungen auf. Diese betreffen auch den Preis, der pro Gramm zwischen 100 und 300 DM liegen kann, vorausgesetzt, daß jeweils ein Gramm abgenommen wird. Bei Abnahme geringerer Mengen kann der Preis unter Umständen noch höher liegen. Bei Abnahme großer Mengen um 100 Gramm kann er in Zeiten reichlichen Angebots weit unter 100 DM sinken.

Von einem Heroinsüchtigen werden pro Tag 0,5 bis 3 Gramm Heroin mittlerer Konzentration konsumiert. Das Spritzen wird meist auf drei, in seltenen Fällen auf mehr einzelne Zeitpunkte pro Tag verteilt. Dabei handelt es sich um Mengen, die im Bereich des 100- bis 1000fachen der ursprünglich in der Medizin üblichen Menge des Stoffs liegen. Diese Mengen wären tödlich, wenn sie von Nichtabhängigen aufgenommen würden. Todesfälle bei Heroinsüchtigen beruhen häufig darauf, daß nach vorübergehendem kurzfristigem körperlichem Entzug die vor dem Entzug übliche Heroinmenge eine relative Überdosis darstellt. Aber auch die marktabhängig wechselnde Reinheit der Substanz, die von den Abhängigen nicht kontrollierbar ist, kann zu schweren Komplikationen führen. Schwankungen um den Faktor 10 sind bekannt, Beimengungen von Fremdstoffen sind nichts Ungewöhnliches. Wechselwirkungen mit anderen gleichzeitig zugeführten Rauschdrogen oder Medikamenten erhöhen gleichfalls das Risiko von Giftwirkungen.

Gewinnung und Herstellung von Heroin und anderen Opiaten

Schon die alten Ägypter wußten um die Wirkung des Schlafmohns bzw. der Inhaltsstoffe seiner Frucht. Werden die unreifen Fruchtkapseln eingeritzt, tritt ein dicker Saft aus, das Rohopium (siehe Abb. 3, S. 21). Das Rohopium enthält eine Fülle opiumähnlicher Stoffe (Opioide), darunter spielt das Morphin (wissenschaftlicher Name für Morphium) mit einem Anteil bis zu 25 % die Hauptrolle.

Opium kann als Heilmittel, aber auch als Suchtstoff verwendet werden. Als Heilmittel wird es meist in Alkohol gelöst und dann als Opiumtinktur in unterschiedlicher Konzentration vor allem zur Schmerzbekämpfung eingesetzt. Zur Verwendung als Rauschdroge wird das Rohopium geröstet und fermentiert und dann als Rauchopium verkauft.

Neben dem Morphin enthält das Rohopium u.a. auch Kodein, Narkotin und Papaverin (siehe Abb. 4). Kodein besitzt vor allem hustenstillende Eigenschaften. Narkotin wirkt sowohl husten- als auch schmerzstillend, aber in geringerem Maße als das Kodein bzw. das Morphin. Es hat auch eine mittelgradige suchterzeugende Wirkung. Papaverin wird in der Medizin hauptsächlich zur Krampflösung verwendet.

Aus Morphin kann man durch einen einfachen chemischen Vorgang Heroin herstellen. Beide Stoffe unterscheiden sich chemisch nur unwe-

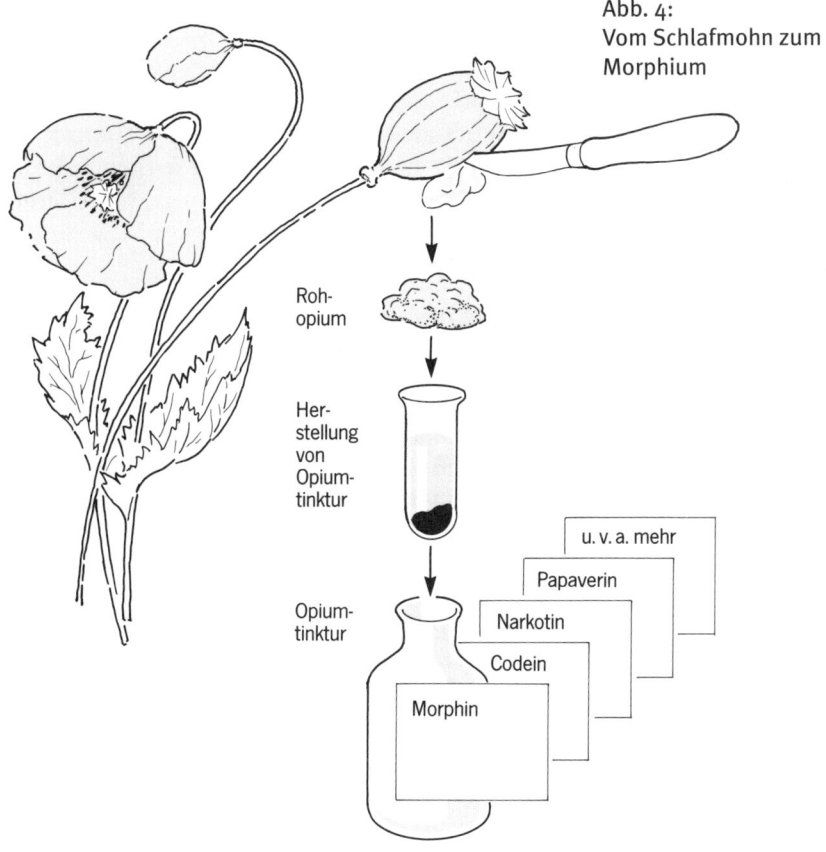

Abb. 4:
Vom Schlafmohn zum
Morphium

Roh-
opium

Her-
stellung
von
Opium-
tinktur

Opium-
tinktur

u. v. a. mehr

Papaverin

Narkotin

Codein

Morphin

sentlich, aber Heroin entfaltet eine fünf- bis zehnfach höhere schmerzstillende Wirkung. Allerdings ist auch die suchterzeugende Wirkung stärker ausgeprägt als beim Morphin, so daß es nach nur kurzer Zeit aus dem Arzneimittelschatz der Medizin wieder gestrichen wurde.

Gruppe der Opiate

Neben dem Morphin und dem Heroin ist mittlerweile eine Vielzahl ähnlich wirkender Stoffe bekannt, die als Opiate bzw. Opioide bezeichnet werden. Es handelt sich sämtlich um Schmerzmittel wie Valoron, Fortral, L-Polamidon und Dolantin. Nur beim Kodein steht die hustenstillende Wirkung im Vordergrund. Eines der bekanntesten Opiate ist das *Methadon*. Hierbei handelt es sich um einen morphinähnlichen Stoff, der in Tablettenform eingenommen werden kann. Es wirkt vor allem schmerzstillend und beruhigend, unterdrückt aber auch die Atmung. Es beseitigt die Opiatentzugserscheinungen für die Dauer von etwa 16 Stunden und macht bei längerem Gebrauch abhängig. Entzugserscheinungen treten später auf und dauern länger als beim Heroin. Das Mittel wird als Ersatzdroge für Heroin im Rahmen sogenannter Methadonprogramme gegeben. Die Sucht bleibt dabei erhalten, aber eine gewisse soziale Anpassung gelingt bestimmten Süchtigen im Rahmen solcher Programme offenbar leichter (siehe auch Seite 78).

Medizinische Anwendung und Mißbrauch von Opiaten

Die Opiate haben wegen ihrer schmerzstillenden Eigenschaften große Bedeutung. Schmerzen gehören heute zu den häufigsten behandlungsbedürftigen Beschwerden, Schmerzmittel sind deshalb unentbehrliche Medikamente. Schon seit etwa 100 Jahren kennen wir indessen Berichte über die suchterzeugende Nebenwirkung von Schmerzmitteln, insbesondere des Morphins. Aus diesem Grunde setzte damals die Suche ein nach einem Stoff mit der gleichen schmerzstillenden, aber ohne die suchterzeugende Eigenschaft. Sie führte schließlich zur industriellen Herstellung von Heroin, dessen suchterzeugende Wirkung zunächst verkannt wurde. Bereits Anfang des 20. Jahrhunderts ist man aber weltweit von der medizinischen Anwendung des Heroins abgekommen.

Beim Morphin liegt die medizinisch verwendete Einzelmenge bei 10 bis 30 mg, die höchste Tagesmenge bei 100 mg. Giftwirkungen können schon bei 50 mg auftreten, und bereits geringe Überdosierungen können zu schädlichen Wirkungen führen. Die Wirkungsdauer einer unter die Haut gespritzten Einzelmenge Morphins liegt bei etwa 5 bis 6 Stunden, sie verkürzt sich mit zunehmender Gewöhnung. Opiate sollten medizinische Anwendung nur bei stärksten Schmerzzuständen finden, die anders nicht zu beherrschen sind. Dabei wird die Empfindung des Schmerzes nicht vollständig aufgehoben, aber seine negative und quälende Qualität gemildert. Auch die Ursache des Schmerzes wird natürlich nicht beseitigt. Daneben beeinträchtigen Opiate die geistige Leistungsfähigkeit. Weitere wichtige Wirkungen sind die Erzeugung von Hochgefühl und die Beseitigung von Angst, Spannung und Unlust.

Wie bei den meisten Schmerzmitteln besteht auch bei den Opiaten ein Zusammenhang zwischen starker schmerzstillender und starker suchterzeugender Wirkung. So ist die suchterzeugende Wirkung des Morphins eine seiner Hauptnebenwirkungen. Seelische und körperliche Abhängigkeit tritt innerhalb von Tagen auf. Sehr schnell gewöhnt man sich an die Hauptwirkungen. Der Körper akzeptiert wesentlich mehr Substanz (Toleranz), und damit geht eine erhebliche Neigung zur Dosissteigerung einher. Bei der Abhängigkeit vom Morphintyp wird sowohl die Einzelmenge als auch die Häufigkeit der Zufuhr deutlich erhöht, insgesamt bis auf das 100fache der ursprünglich medizinisch angewendeten Menge.

Heroin hat nahezu dasselbe Wirkungsbild wie Morphin, es wirkt allerdings fünf- bis zehnmal stärker schmerzstillend. Die ursprünglich verwendeten Einzelmengen liegen bei 1 bis 10 mg. Heroin gehört zu den am stärksten wirkenden Schmerzmitteln.

Wirkungsmechanismen von Opiaten

Im Gehirn gibt es einzelne Zellbereiche, die in enger Beziehung zur Schmerzwahrnehmung stehen. Dies gilt auch für bestimmte Abschnitte des Rückenmarks. Zur Schmerzstillung kommt es, wenn entweder körpereigene Stoffe (sog. Endorphine) oder körperfremde Stoffe wie das Morphin oder das Heroin solche Zellbereiche absättigen können. Diese Zellbereiche nennen wir Rezeptoren. Wiederholte Zufuhr von Opiaten führt zu einer Besetzung der Rezeptoren im Gehirn und Rückenmark. Beim Wegfall bestimmter Hemmechanismen werden Überträgerstoffe an den Zellendigungen ausgeschüttet und überschwemmen das Gehirn in bestimmten Bereichen. Es kommt zum typischen Entzugsbild. Gewöhnung, Abhängigkeit und Entzug lassen sich anhand solcher Vorgänge an den Rezeptoren erklären. Morphin- und Heroinwirkungen stimmen dabei weitgehend überein, Heroin wirkt lediglich stärker. Da es auch schneller zu wirken scheint als Morphin, macht es auch stärker abhängig.

Nachweis von Heroin

Spätestens 36 bis 48 Stunden nach der letzten Zufuhr von Heroin kann der Stoff im Urin noch nachgewiesen werden. Dafür stehen unterschiedliche Suchverfahren zur Verfügung, die relativ leicht zu handhaben sind. Auch sichergestellte Heroinmengen können mit speziellen Suchverfahren leicht erkannt werden.

Heroinrausch und Abhängigkeit

Beim Spritzen von Heroin in die Vene kommt es zu einem Rauschzustand, der etwa 10 bis 20 Sekunden nach dem Spritzen einsetzt, dessen Erscheinungen innerhalb von Minuten abklingen und bald in einen Zustand wohliger Beruhigung übergehen. Diese Beruhigung kann mehrere Stunden anhalten. Der unmittelbar nach dem Spritzen einsetzende Rausch wird von den Konsumenten als »High«, »Flash« oder auch »Kick« bezeichnet. Er ist durch unübertreffbare Hochstimmung, Erlebnisfülle und Glücksgefühl gekennzeichnet. Der eigentliche Heroinrausch ist vom Inhalt her auch von erfahrenen Konsumenten nur schwer beschreibbar, er scheint Ähnlichkeit mit dem Orgasmus zu besitzen. Aber auch der länger anhaltende Zustand wohliger Dämpfung und Reizabschirmung wird von den Konsumenten angestrebt. Wie das Morphin dämpft auch das Heroin die geistige Leistungsfähigkeit des Menschen und beeinflußt seine Stimmungslage, indem es Angst und Unlust aufhebt. Es verursacht Gleichgültigkeit gegenüber den Problemen und Belastungen des Alltags, schaltet jede Art unangenehmer Reize und Wahrnehmungen aus und schirmt gegen alles ab, was in negativer Form erlebt wird. So wie der Schmerz einen angenehmen, mindestens neutralen »Charakter« erhält, so treten Probleme und Konflikte zunehmend in den Hintergrund. Sie werden zwar noch wahrgenommen, verlieren aber ihren belastenden Gehalt. Unter dem Einfluß von Heroin erscheinen Menschen nahezu wunschlos glücklich.

Ein Heroinrausch

»Wenn du endlich das Heroin drückst und du merkst, wie es dir in die Birne geht, da gibt es nichts Besseres. Man kann das schwer beschreiben. Man ist unheimlich zufrieden. Man will nichts anderes mehr. Der Zustand soll nie aufhören. Es ist unbeschreiblich. Als wenn du alles auf einmal hättest. Da ist dir alles andere egal. Du denkst nicht vor und nicht zurück. Was war, das ist dir ganz egal. Du vergißt alles um dich herum. Und was kommt, da denkst du auch nicht dran. Es ist einfach das Allerhöchste.

Das hält dann so eine Zeit an, und dann entspannst du dich und bist zufrieden. Was andere sagen, ist dir ganz egal. Du hast keine Sorgen und mußt dich um nichts kümmern. Du kannst stundenlang sitzen und Musik hören. Du kannst auch auf der Straße herumlaufen, sogar Auto fahren kannst du, ohne daß jemand was merkt, du bist dabei ganz gut drauf, bist unheimlich ruhig und gelassen, dir können alle den Buckel runterrutschen. Das hält dann ziemlich lange an, aber an den nächsten Schuß denkst du meistens nicht. Erst wenn du dann so ein bißchen kribbelig wirst und spürst, daß du wieder mal einen Schuß brauchst, dann wirst du allmählich wach und dann wird dir auch klar, daß du dich kümmern mußt. Meistens hat man ja noch irgendwo eine stille Reserve, aber wenn man nichts hat, dann wird's halt allmählich hektisch. Dann muß man was besorgen, und dann geht das alles von vorn los.«

Nur wenige Einzelmengen Heroin sind erforderlich, um eine Abhängigkeit hervorzurufen. Diese Abhängigkeit ist sowohl seelischer als auch körperlicher Art. Sie tritt innerhalb von Tagen auf, die in dieser Zeit benötigte Dosissteigerung ist erheblich. Wenn Heroin häufig konsumiert wird, ändert sich auch das Wirkungsbild: die schmerzstillende Hauptwirkung tritt in den Hintergrund, es dominiert vielmehr die beruhigende und Hochstimmung erzeugende Wirkung. Diese Verschiebung kann schon nach drei- bis fünfmal wiederholter Zufuhr innerhalb von einigen Tagen eintreten. Gehobene Stimmung, Dämpfung der Wirkung von Umweltreizen aller Art und eine freundliche Anfärbung der eigenen Befindlichkeit ergänzen die Vielfalt von Heroinwirkungen beim Dauerkonsum. Unlustbetonte Sinnesreize werden ausgeblendet, und Konflikte, die aus dem eigenen Selbst bzw. aus seinem Verhältnis zur Wirklichkeit stammen, werden zwar weiterhin wahrgenommen, verlieren aber ihren belastenden Gehalt. Problemverdrängung tritt an die Stelle von Problemlösung. Konfliktsituationen werden beiseite geschoben. Verpflichtungen verlieren ihre handlungsbestimmende Funktion. Gleichgültigkeit, Teilnahmslosigkeit und Verlust von Energie und Leistungsfähigkeit sind wesentlicher Ausdruck einer Heroinsucht.

Dieser Zustand tritt ein, wenn die für die Aufrechterhaltung des jeweiligen körperlichen Gleichgewichts erforderliche Heroinmenge laufend zugeführt wird. Da eine solche regelmäßige Zufuhr aber in Wirklichkeit nicht immer möglich ist, schwankt der Zustand Heroinsüchtiger im Tagesverlauf zwischen unmittelbarer Rauschwirkung, einer Art Normalzustand mit erhaltener Leistungsfähigkeit, leichter Hochstimmung, ausgeglichener Antriebslage und Wohlbefinden. Er wird abgelöst von einem Zustand, in welchem die Abhängigen ahnen, daß ein Entzug beginnen könnte. Dieser Zustand geht in den beginnenden Entzug über, in welchem die Süchtigen wach, teilweise unruhig und getrieben sind. Sie suchen nach Stoff und Möglichkeiten, den Entzug zu vermeiden. Wird jetzt kein Heroin zugeführt, kommt es zu Entzugserscheinungen wie Schmerzen, Schwindel, Schwitzen, Zittern, Naselaufen, Magen-Darm-Beschwerden und allgemeiner Erschöpfung.

Zustand nach Einnahme von Kodeinsaft und einem Beruhigungsmittel

Der 30jährige Arbeiter fiel einer Polizeistreife auf, als er am Vormittag eine rot zeigende Ampel überfuhr. Das Streifenfahrzeug fuhr ihm nach und stoppte ihn. Der Fahrer wirkte völlig verwirrt, nahm die Polizeibeamten offenbar zunächst überhaupt nicht wahr und reagierte auf mehrmaliges Ansprechen nicht. Sein Blick wirkte starr und abwesend, sein Gang und seine Bewegungsabläufe nach dem Aussteigen waren unkontrolliert. Er konnte nicht angeben, wo er sich befand und woher er gekommen war, konnte auch keine Angaben zum Fahrtverlauf machen und hatte die Anhaltezeichen der Polizei nicht bemerkt.

Es stellte sich heraus, daß er nicht unter Alkoholeinfluß stand. Statt dessen wurde eine hohe Blutkonzentration an Dihydrocodein gefunden, ferner eine hohe Diazepamkonzentration. Bei der ärztlichen Untersuchung nach seiner Festnahme zeigte er einen unsicheren Gang, eine verwaschene Sprache, war aber bewußtseinsklar. Auch sein Denkablauf war geordnet, sein Verhalten beherrscht und seine Stimme unauffällig.

Bei seiner Vernehmung erklärte er, er sei früher heroinsüchtig gewesen und nehme jetzt Kodeinsaft ein; dabei halte er sich an die vorschriftsmäßige Menge. Das Mittel erhalte er von einem Arzt verschrieben. Allerdings habe er auch ein Beruhigungsmittel dazugenommen, weil er schlecht geschlafen habe und mit seiner Situation insgesamt unzufrieden gewesen sei.

Biographisch ergab sich, daß er erheblich vorbestraft war, später an Haschisch und schließlich an Heroin geraten war und daß er regelmäßig gespritzt hatte. Er machte dann in Abständen mehrere Therapien durch, nach denen er immer wieder rückfällig wurde, geriet in Schulden, Wohnungsnot und Arbeitslosigkeit, mußte schließlich zwei Jahre Haft absitzen, verbrachte einige Zeit in einer Übergangseinrichtung und entschloß sich dann zur Einnahme von Kodein etwa ein halbes Jahr vor seiner Festnahme in der vorliegenden Sache. Es gelang ihm auch, als Gipser zu arbeiten; er versuchte, sich eine neue Existenz aufzubauen. Aus Angst vor einem Rückfall traute er sich einen Drogenentzug nicht zu und begnügte sich mit der Substitution von Kodein. Einen wirklichen Grund für die zusätzliche Einnahme von Beruhigungsmitteln konnte er nicht angeben. Als wir ihn etwa ein halbes Jahr nach dem Vorfall untersuchten, wies er drei frische Einstichstellen am rechten Unterarm auf, wirkte insgesamt leicht verlangsamt in seinen Denk- und Verhaltensabläufen, in der Stimmung gedrückt, sonst aber bei voller geistiger Klarheit. Er gab an, keine Drogen mehr eingenommen zu haben; für die Einstichstellen hatte er keine plausible Begründung. Er erklärte, weiterhin Kodein zu nehmen, weil er sich eine Entgiftung nicht zutraute.

Wirkungen bei Dauerkonsum von Heroin

Heroinsüchtige schleppen sich auf diese Weise von Spritze zu Spritze, ohne daß im Laufe der Sucht noch wirkliche Rauschzustände eintreten könnten. Statt dessen geht es meist nur noch darum, Entzugserscheinungen zu vermeiden, indem erneut gespritzt wird. Zustände mit Hochstimmung werden im Laufe einer Heroinsucht immer seltener. Zudem muß die Dosis laufend gesteigert werden, wodurch immer wieder Beschaffungsschwierigkeiten auftreten.

Im Gefolge süchtigen Heroinkonsums kommt es in der Regel auch zu einer Reihe *körperlicher Veränderungen.* Als häufigste Begleiterkrankung der Heroinsucht ist die Leberentzündung (Hepatitis) bekannt, die fast jeder opiatspritzende Süchtige einmal durchmacht, auch wenn entsprechende Krankheitszeichen manchmal unbemerkt bleiben. Hepatitis ist meist die Folge unsauberer Spritzen und einer damit zusammenhängenden Virusinfektion. Sie kommt nicht etwa durch die Eigenwirkung des Heroins zustande.

Die Verwendung gebrauchter Spritzen trägt auch zur Ausbreitung der Immunschwächekrankheit AIDS durch HIV-Infektion unter den Heroinsüchtigen bei. Auch andere Infektionskrankheiten werden durch den Gebrauch unsauberen Spritzenmaterials übertragen.

Fast alle »Fixer« (Opiatspritzer) leiden an fortschreitendem hochgradigem Zahnverfall (Karies). Diese Befunde sind sowohl bei Heroinsüchtigen als auch bei Alkoholkranken genauer untersucht worden. Als Ursache kommen rauschmittelbedingte Stoffwechselveränderungen in Betracht, ebenso ungenügender Speichelfluß und Mundtrockenheit, vor allem aber vernachlässigte Mundpflege und das Fehlen einer zahnärztlichen Betreuung. Auch durch die ungesunden Ernährungsgewohnheiten Heroinsüchtiger dürfte der Zahnverfall mitbedingt sein: die Abhängigen leben praktisch ohne jede Vitaminzufuhr, ohne Ballaststoffe, ohne frisches Obst und Gemüse, fast nur von Süßigkeiten. Die starke schmerzstillende Wirkung des Heroins schaltet die Signalwirkung des Zahnschmerzes aus, so daß der Zahnverfall schnell fortschreiten kann.

Weiterhin sind in der ärztlichen Praxis nicht selten Blutbildveränderungen, Atemstörungen, Entzündungen am Herzmuskel und manchmal auch Blutvergiftungen zu beobachten. Ein besonderes Problem besteht darin, daß bei vielen heroinsüchtigen Frauen und Mädchen die Regelblutung ausbleibt. Schwangerschaften werden dadurch erst spät bemerkt. Vorsorgemaßnahmen und Schwangerschaftsabbruch sind dann häufig nicht mehr möglich. Auf die besonderen Gefahren für das Neugeborene einer opiatsüchtigen Mutter sei an dieser Stelle ebenfalls hingewiesen. Gelingt es der werdenden Mutter vor der Geburt nicht mehr, den Suchtstoff abzusetzen, so wird das Kind heroinsüchtig geboren. Der Entzug beim Neugeborenen ist oft schwierig und manchmal nur unter Intensivbedingungen zu leisten.

Heroinsüchtige leben stets mit dem Risiko einer Vergiftung, die häufig durch Überdosierung oder durch das Spritzen von ungewohnt reinem Stoff eintritt. Nur selten sind Beimengungen die Ursache der Vergiftung. Nur eine Intensivbehandlung kann verhindern, daß der Süchtige an der Vergiftung stirbt. Die meisten Todesfälle treten dadurch ein, daß die Vergifteten aus unterschiedlichen Gründen nicht rechtzeitig sachkundige Hilfe erhalten.

Entzugserscheinungen bei Heroinabhängigkeit

Die Entzugserscheinungen bei Heroinsucht reichen von leichtem Schwitzen, Frieren oder Zittern bis hin zu schweren Kreislaufstörungen, Schmerzzuständen im Bereich der Gliedmaßen, des Bauchraumes, der Knochen und Muskeln bzw. hartnäckig bestehenbleibenden Schlafstörungen. Krampfanfälle sprechen für den zusätzlichen Mißbrauch v.a. von Weckmitteln oder Kokain. Häufig werden auch Unruhezustände beobachtet. Eine Verschlimmerung der Entzugserscheinungen wird meist durch die Einnahme von Ersatzstoffen (z.B. Schlaf- und Beruhigungsmittel oder Alkohol) vermieden.

Alkohol

Da die Mehrzahl der Menschen in Deutschland mehr oder weniger regelmäßig Alkohol trinkt (wir rechnen mit etwa 95 % der Bevölkerung), kann eigentlich auch vorausgesetzt werden, daß die Alkoholwirkungen weitgehend bekannt sind. Gleichwohl werden sie hier kurz beschrieben, vor allem, damit man erkennen kann, daß Alkohol sich nahtlos in die Reihe der Rauschmittel einfügt.

Reiner Alkohol ist eine wasserklare, farblose, leicht bewegliche, brennbare und brennend schmeckende Flüssigkeit, die sich mit Wasser in jedem Verhältnis mischen läßt. Alkohol wird überwiegend im Magen und im Dünndarm aufgenommen und gerät auf diese Weise in die Blutbahn. Je mehr Alkohol konsumiert wird, desto höher steigt die im Blut befindliche Alkoholmenge an. Sie wird in Promille (Tausendstel-Anteilen) gemessen. Alkohol entsteht durch Hefegärung. Traubensaft wird dadurch zu Wein oder Gerste zu Bier. Durch Destillation (Erhitzen und gesteuertes Abkühlen der entstehenden Dämpfe) kann höherprozentiger Alkohol gewonnen werden.

Bier enthält zwischen 3 und 8 Prozent Alkohol, Wein zwischen 7 und 20 Prozent, Sekt zwischen 10 und 14 Prozent, und Liköre und Schnäpse enthalten zwischen 20 und 50 Prozent Alkohol.

1950 trank die deutsche Bevölkerung durchschnittlich 3,2 Liter reinen Alkohols im Jahr, 1980 12,9 Liter und 1998 noch 10,6 Liter. Zwischen den beiden wiedervereinigten Teilen Deutschlands erfolgt eine Angleichung im Trinkverhalten: Im Westen steigt der Konsum »harter« Alkoholika, im Osten steigt der Wein- und Sektkonsum. Im internationalen Maßstab liegt Deutschland beim Bierkonsum hinter der Tschechei und Irland an dritter Stelle mit 135,9 Liter pro Kopf der Bevölkerung. Beim Weinkonsum liegt Deutschland an 15. Stelle mit 23 Litern, während in den führenden Ländern Portugal und Frankreich 61 bzw. 60 Liter Wein getrunken werden. Auch beim Schnaps liegt Deutschland an 15. Stelle mit 2 Litern reinen Alkohols, während der Spitzenkonsument Rußland bei 5,5 Litern liegt. Das Steueraufkommen betrug in Deutschland aus der Bier-, Sekt- und Branntweinsteuer 1998 7,1 Milliarden Mark.

Wirkungen bei einmaligem Konsum von Alkohol

Beim Konsum alkoholhaltiger Getränke kommt es zu den bekannten Wirkungsbildern, die vor allem von der Menge des aufgenommenen Alkohols und dem Grad der Verträglichkeit bei einem bestimmten Menschen und seiner Gewöhnung an den Alkohol abhängig sind. Im allgemeinen spricht man von einem *leichten Alkoholrausch* bei einer Blutalkoholkonzentration zwischen 0,5 und 1,5 Promille. Er ist gekennzeichnet durch allgemeine Enthemmung, Tatendrang, Kritikschwäche und das Gefühl erhöhter Leistungsfähigkeit bei tatsächlichem Leistungsabbau. Hinzu tritt eine ausgeprägte, meist lärmend-laute Hochstimmung mit breitflächiger Kontaktneigung.

Von einem *mittelgradigen Alkoholrausch* sprechen wir bei Blutalkoholkonzentrationen zwischen 1,5 und 2,5 Promille. Dieser Zustand ist durch gehobene Stimmung und deutlichere Kritikschwäche als beim leichten Rausch gekennzeichnet. Enthemmung, Risikobereitschaft und Neigung zu gereizt-aggressivem Verhalten nehmen zu. Fehleinschätzungen der umgebenden Situation treten deutlich hervor. Das Verhalten wird an augenblicklich vorgegebenen Auslösern ausgerichtet und oft nur oberflächlich an der jeweiligen Situation. Sprunghaftigkeit, Widersprüchlichkeit und Unsicherheit des Verhaltens werden deutlich.

Von einem *schweren Alkoholrausch* sprechen wir bei Blutalkoholkonzentrationen über 2,5 Promille. Jetzt kommt es zu Bewußtseins- und Orientierungsstörungen, Verkennungen, bruchstückhaftem Denken und schwer ableitbarem Handeln sowie einem aufgelockerten Zusammenhang zwischen Verhalten und tatsächlicher Situation. Gangunsicherheit, verwaschene Sprache, Schwindel und Augenzittern treten hinzu. Schläfrigkeit und Benommenheit bis hin zur schwerwiegenden Bewußtseinsstörung begleiten den Rausch je nach Menge des aufgenommenen Alkohols. Wenig einfühlbare Gereiztheit und handgreifliche Episoden sind im schweren Rausch nicht selten. Bei schwersten Rauschzuständen tritt allmählich Handlungsunfähigkeit ein. Meist liegt dann eine Alkoholvergiftung vor, die ärztlicher Behandlung bedarf.

Zum Alkoholrausch gehören aber auch Wirkungen auf Herz und Kreislauf, auf die Verdauung und den Stoffwechsel der Überträgerstoffe an den Nervenendigungen. Bekannt ist auch die Wirkung auf die Leber, in der der aufgenommene Alkohol umgesetzt und die deshalb bei Dauerkonsum von Alkohol besonders schnell geschädigt wird.

Wirkungen bei Dauerkonsum von Alkohol

Von den Wirkungen, wie sie bei einmaligem Konsum einer mehr oder minder großen Menge Alkohols entstehen, sind diejenigen zu unterscheiden, die durch dauerhaften Alkoholkonsum hervorgerufen werden. Dauerhafter Alkoholkonsum führt zu psychischer und körperlicher Abhängigkeit. Eine *Sonderform* der Abhängigkeit ist das Quartalstrinken: die Betroffenen steigern in bestimmten Zeitabständen plötzlich ihren Alkoholkonsum und trinken dann regelmäßig große Mengen.

Sinkt der Konsum unter einen gewissen Schwellenwert, so treten beim Abhängigen Entzugserscheinungen umschriebener Art und Dauer auf. Es kommt zur Gewöhnung und zur Erhöhung der Verträglichkeit von Alkohol im Laufe einer Trunksucht und schließlich zu Organschäden.

Bei der Ausbildung einer Alkoholsucht spielen neben erblichen Faktoren auch die Trinkdauer sowie Menge und Art der Zufuhr des Alkohols eine Rolle, sicher auch das Ausmaß von Konflikten und Belastungen im Verhältnis zur Belastbarkeit eines Menschen.

Alkoholismus entwickelt sich in vier Stadien: Der Abhängige beginnt, täglich zu trinken, versucht dann, das zu verheimlichen, empfindet dabei aber Schuldgefühle und verniedlicht und verharmlost den Konsum. Schließlich kann er auf Alkohol nicht mehr verzichten. Im chronischen Stadium hält die Trunkenheit mehr oder weniger stark ausgeprägt den ganzen Tag über an. Bei manchen Alkoholkranken sind in diesem letzten Stadium kaum Trunkenheitszeichen zu bemerken, gleichwohl müssen die Abhängigen von morgens bis abends einen gewissen Alkoholspiegel im Körper aufrechterhalten, damit keine Entzugserscheinungen auftreten (sog. Spiegeltrinken).

Ein Alkoholiker erzählt

Ein 30jähriger Patient kommt mit 1,6 Promille Blutalkoholkonzentration auf die Station. Vor der Aufnahme hat er vier Flaschen Bier getrunken, am Vortag 15 Flaschen Bier und einige Schnäpse. Er möchte von seiner Alkoholabhängigkeit loskommen. Den bisherigen Verlauf schildert er folgendermaßen:

»Ich habe eine harmonische Kindheit verlebt, alles war in Ordnung, ich habe zwei ältere Brüder, zu den Eltern und zu den Brüdern bestand immer ein gutes Verhältnis. Ich habe die Realschule abgeschlossen und danach den Beruf des Bäckers und Konditors erlernt, und bis 1990 habe ich in diesem Beruf auch gearbeitet.

Allerdings ist es mir immer schwerer gefallen zu arbeiten, weil ich schon mit 16 Jahren angefangen habe zu trinken. Mit 18 mußte ich zum ersten Mal entgiftet werden. Häufig habe ich Zittern, Unruhegefühl, Übelkeit und Erbrechen, Schweißausbrüche und Schlafstörungen. Ich kann dann nicht richtig einschlafen oder auch nicht durchschlafen. Wenn ich Alkohol trinke, geht es mir besser. Morgens muß ich anfangen zu trinken, weil mir speiübel ist. Das wird sofort besser, wenn ich 2 Schnäpse getrunken habe. Dann merkt man mir nichts mehr an.

Ich habe schon öfter versucht, vom Alkohol loszukommen. Das gelingt mir auch vorübergehend, aber nach 2 bis 3 Wochen muß ich wieder trinken. Ich kann einfach nicht anders, ich fange dann mit einem Glas Bier an, und dann wird es ganz schnell mehr. Ich kann es einfach nicht steuern. Ich habe auch schon mehrere Entgiftungsversuche unternommen und habe auch Kontakt zu einem Suchtberater in Stuttgart. In Selbsthilfegruppen war ich noch nicht, eine längerfristige Therapie habe ich auch noch nicht gemacht.

Ich will es jetzt nochmals versuchen, nachdem ich auch mehrere Krampfanfälle erlitten habe, vom Alkohol wegzukommen. Ich habe vor, nach der Entgiftung in eine Entwöhnungsklinik zu gehen. Ich schlafe schlecht, ich habe häufig Durchfall, ich habe Schmerzen in der Nierengegend, ich habe im letzten Jahr 30 Kilo an Gewicht abgenommen. Seit 5 Jahren kann ich nicht mehr arbeiten. Ich habe zeitweise auch auf der Straße gelebt, das ist kein Zustand. Im Moment habe ich ein Hotelzimmer, das die Sozialhilfe finanziert. Ich muß wieder auf die Füße kommen«.

Der Patient hat nach der Behandlung bei uns eine Langzeittherapie mitgemacht. Über das Ergebnis der Therapie sind wir nicht informiert.

Im Verlauf einer Trunksucht können *seelische Erkrankungen* auftreten, zum einen Gedächtnis- und Orientierungsstörungen, die durch erfindungsreiches Daherreden überbrückt werden (sog. Korsakow-Syndrom), zum anderen ein Alkoholdelir mit Orientierungsstörungen, aber auch Umtriebigkeit und Unruhe. Hinzu kommen oft Sinnestäuschungen, bei denen die Kranken meist kleinere Tierchen sehen, die in Wirklichkeit nicht vorhanden sind (weiße Mäuse), ferner Zittern, Schwitzen, Kreislaufstörungen und unter Umständen Fieber. Ein Alkoholdelir tritt meist bei plötzlichem Absetzen des Alkohols auf, manchmal aber auch ohne ersichtlichen Grund. Es bedarf dringend ärztlicher Behandlung.

Durch den chronischen Alkoholmißbrauch kann es auch zu einem alkoholtypischen Persönlichkeitsabbau kommen (Depravation). Solche Alkoholiker verlieren dann immer mehr das Interesse an sich selbst und ihrer Umgebung, Partner und Familie eingeschlossen. Kritikschwäche hinsichtlich der eigenen Situation, aber auch Verantwortungslosigkeit gegenüber Pflichten und Anforderungen sind typische Erscheinungsformen der Depravation. Das Alkoholtrinken steht ganz im Vordergrund der noch bruchstückhaft vorhandenen Interessen. Meist liegt zugleich ein Hirnabbau vor. Es handelt sich um den Endpunkt einer »Trinkerkarriere«.

An körperlichen Krankheiten, die im Gefolge des Alkoholismus auftreten, sind vor allem der alkoholtypische Leberumbau (Leberzirrhose) zu nennen, aber auch Erkrankungen von Magen und Darm (Magen- und Zwölffingerdarm-Geschwüre), der Bauchspeicheldrüse und des Herzmuskels. Eine Reihe von Krebserkrankungen, vor allem der Mundhöhle, der Speiseröhre und des Magens, werden in Zusammenhang mit chronischem Alkoholkonsum gebracht.

Alkohol schädigt auch die Nerven: Die Beschwerden reichen von Gefühlsstörungen und Taubheit in den Beinen bis hin zu Lähmungen und Gleichgewichtsstörungen durch den Abbau von Zellen, vor allem im Kleinhirn. Alkoholiker neigen auch nicht selten zu Krampfanfällen.

In der Schwangerschaft verursacht Alkoholmißbrauch dauerhafte Schäden beim ungeborenen Kind, die nach der Geburt nur schwer behandelbar sind.

Alkoholkranke begehen häufiger Selbstmord(versuche) als andere Personen. Auf die Vielzahl sozialer Veränderungen bei Alkoholkranken (Arbeitslosigkeit, sozialer Abstieg, Obdachlosigkeit usw.) soll hier nicht eingegangen werden, ebensowenig auf die volkswirtschaftlichen Schäden durch Alkoholkonsum in Gestalt von Produktionsausfall, Verlust an Dienstleistungen, erhöhte Sterblichkeitsrate und Behandlungskosten.

Kokain

Kokain ist der Hauptinhaltsstoff der Koka-Blätter. Der Koka-Strauch gedeiht vor allem an den Osthängen der Anden. Die Wirkung der Koka-Blätter ist dort seit langem bekannt. Von einem spanischen Chronisten stammt die Feststellung, daß der Konsum der Blätter »die Hungernden sättigt, den Müden und Erschöpften neue Kräfte verleiht und die Unglücklichen ihre Sorgen vergessen läßt«. Bis heute gibt es keine zutreffendere Beschreibung der Wirkung der Koka-Blätter und des Kokains. Ende des 19. Jahrhunderts wurden die Wirkungen des Kokains auch in Europa bekannt und das Mittel zur örtlichen Betäubung in der Medizin eingeführt. Zur gleichen Zeit wurde der Stoff auch vermehrt als Rauschdroge mißbraucht. Eine strenge Gesetzgebung hat in Deutschland den Mißbrauch von Kokain lange Zeit zurückdrängen können, bis mit dem Beginn der sog. Drogenwelle Anfang der siebziger Jahre allmählich auch die Verbreitung von Kokain anstieg, ein Vorgang, der heute weiterhin zu beobachten ist.

Die Mischung von Kokain und kohlensaurem Natron bezeichnet man als *Crack*. Es wird aus speziellen Pfeifen geraucht, wodurch sich die kokainspezifischen Wirkungen beträchtlich verstärken. Crack wirkt extrem schnell, der Rausch setzt innerhalb von Sekunden ein und führt zu einem überwältigenden »High«-Gefühl. Die stark ausgeprägte Euphorisierung birgt ein besonders hohes Suchtpotential, das weitaus höher liegt als bei reinem Kokain.

Kokain hat sich in kürzester Zeit Ende der 80er Jahre in den USA ausgebreitet, wozu sicher auch der Preisverfall bei Kokain beigetragen hat. In Deutschland ist der Crack-Konsum längst nicht in dem Maße verbreitet wie in den USA, wenn auch aus einzelnen Städten einige Zahlen genannt werden.

Auf welche Weise die Droge im menschlichen Körper zur Wirkung kommt, ist noch nicht restlos geklärt.

Kokainrausch bei einmaligem Konsum

Körperliche Wirkungen

- u.a. auf das Herz-Kreislauf-System (Herzklopfen, Blutdruckanstieg),
- geringe Erhöhung der körperlichen Leistungsfähigkeit,
- Gefahr von Krampfanfällen.

Psychische Wirkungen des eigentlichen Kokainrausches

- Gehobene Stimmung,
- gesteigerter Antrieb,
- verbesserte Kontaktfähigkeit,
- positive Gestimmtheit,
- Zufriedenheit und Glücksgefühl,
- fehlende Müdigkeit,
- mangelndes Schlafbedürfnis,
- Appetitlosigkeit.

Dieses erste Stadium des Kokainrausches kann Stunden anhalten, bis es langsam umschlägt in

- Ängste und
- Unlust.

Der ausklingende Kokainrausch zeigt sich durch

- Niedergeschlagenheit,
- Erschöpfung,
- Verstimmung,
- Angst und
- nicht selten auch durch wahnhafte Verfolgungserlebnisse.

Wirkungen bei häufigem Konsum von Kokain

Es kann sich eine *psychische Abhängigkeit* herausbilden. Die Dosis wird gesteigert, und der Körper verträgt im Laufe der Zeit mehr Stoff als am Anfang. Im Rahmen der Abhängigkeit kommt es zu Antriebs- und Konzentrationsstörungen; die anfänglich erhöhte sexuelle Bereitschaft wird mehr und mehr abgebaut. Ferner treten auch Einordnungsstörungen und andere soziale Abbauerscheinungen auf, wenn auch zunächst nicht in dem Ausmaß, wie wir es vom Heroin her kennen. Bei Dauerkonsum von Kokain sind wahnhafte Verfolgungsideen, Sinnestäuschungen und Depressionen nicht selten. Eine besondere Gefahr der Kokainabhängigkeit besteht darin, daß die Droge schizophrenieähnliche Psychosen auslösen kann. Diese Krankheiten sind zwar grundsätzlich behandelbar, in schweren Fällen aber auch deutlich schwieriger zu beeinflussen.

Ein typischer Ausgangspunkt für die Ausbildung einer Kokainabhängigkeit ist bei manchen Menschen der Versuch, auf diese Weise psychische Störungen oder vermeintliche eigene Unzulänglichkeiten zu »behandeln«. Insbesondere gehemmte, wenig kontaktfähige Menschen können erleben, daß sich unter Kokaineinfluß ihre Fähigkeiten und Eigenschaften positiv verändern. Das Bestreben, von anderen Menschen angenommen zu werden und mit ihnen in Kontakt zu treten, aber auch die Suche nach Lustgewinn und die Nachahmung des Verhaltens von Leitfiguren, schließlich der Wunsch nach Vergessen und Flucht aus der Wirklichkeit, die als bedrückend erlebt wird, sind weitere Gründe für den Kokainkonsum. Kokain vereinigt in sich Wirkungen, die dem Menschen des technischen Zeitalters sehr willkommen sein müssen: Es wirkt anfänglich antriebs- und leistungssteigernd, kontaktfördernd und anregend, die Sexualität beflügelnd, und es läßt Kummer und Sorgen vergessen. Es erzeugt nicht Gleichgültigkeit wie das Haschisch, es führt nicht wie dieses zur Verlangsamung, nicht zum Abbau von Interesse und Aktivität wie das Heroin, sondern läßt den Konsumenten äußerlich lange unverändert. Gleichwohl führt es schnell zur Abhängigkeit.

Beim Absetzen der Droge kommt es zu starken psychischen Entzugszeichen: Unruhe, Niedergeschlagenheit, Angst, Getriebenheit, Verzweiflung, unwiderstehlicher Drang zur Stoffbeschaffung und schließlich auch Selbstmordgedanken. Hier bedarf es einer intensiven Behandlung und Betreuung, um Schäden von den Konsumenten abzuwenden.

Tabak

Tabak und Alkohol sind die am weitesten verbreiteten Drogen. Das Tabakrauchen – und hier ist vor allem das Zigarettenrauchen gemeint – wird meist gar nicht erwähnt, wenn von Sucht und Abhängigkeit die Rede ist. Vielmehr stehen in der Diskussion um das Tabakrauchen die körperlichen Folgekrankheiten ganz im Vordergrund. Wenn Zigarettenpackungen heute einen Aufdruck tragen, in welchem der Gesundheitsminister vor einer Gefährdung der Gesundheit warnt, so sind damit in erster Linie Krankheiten wie Bronchitis, Herz-Kreislauf-Störungen und Lungenkrebs gemeint und erst in zweiter Linie möglicherweise die abhängigkeitserzeugende Wirkung des Tabakrauchens. Die Weltgesundheitsorganisation (WHO) hat mittlerweile eine spezielle Form von Abhängigkeit definiert, die das Tabakrauchen beinhaltet.

In Deutschland raucht jeder Einwohner im Jahr – durchschnittlich gerechnet – etwa 1700 Zigaretten (1998). Die Tabaksteuereinnahmen des Staates stiegen von 1993 bis 1998 von 19,4 auf 21,6 Milliarden DM. Vielleicht ist das ein wichtiger Grund für die Halbherzigkeit staatlicher Maßnahmen gegen das Zigarettenrauchen. Allerdings muß man bedenken, daß an der Produktion und dem Vertrieb von Tabakwaren – wie beim Alkohol – auch eine Vielzahl von inländischen Arbeitsplätzen hängt. Warum allerdings die Europäische Gemeinschaft den Tabakanbau in manchen Ländern subventioniert, bleibt unerfindlich. In Deutschland rauchen 40 Prozent aller Männer und 20 Prozent aller Frauen. Am stärksten raucht die Altersgruppe zwischen 20 und 44 Jahren, aber auch die 15- bis 19jährigen rauchen zu 22 Prozent bzw. 14 Prozent (Jungen bzw. Mädchen). Im Durchschnitt konsumiert ein Raucher etwa 15 Zigaretten pro Tag. Der Verbrauch an Zigaretten nahm von 1993 bis 1998 um etwa 8 Prozent, der von Zigarren um mehr als 50 Prozent im gleichen Zeitraum zu. Die meisten Menschen beginnen vor dem 18. Lebensjahr zu rauchen. Die Vorbeugung muß sich also an Kinder und Jugendliche wenden. Das Vorbildverhalten der Eltern und Bezugspersonen (Lehrer, Erzieher) spielt eine entscheidende Rolle (Lernen am Modell). Wer früh beginnt, wird häufig zum Gewohnheitsraucher und raucht in Belastungssituationen möglicherweise noch mehr. Im fortgeschrittenen Lebensalter geben viele Menschen das Zigarettenrauchen wieder auf.

Unter den zahlreichen Inhaltsstoffen des Tabakrauchs ist das Nikotin der suchterzeugende Stoff. Nikotin wirkt in kleinen Mengen anregend, in höheren entspannend und beruhigend. Als Nebenwirkungen sind trockener Mund, Übelkeit, Schwindel, Kopfschmerzen und Reizung der oberen Atemwege zu nennen, auch Kreislaufstörungen, Schwächegefühl und Schweißausbrüche.

Rauchen wird schnell zur Gewohnheit. Einmal spielen dabei die Absichten eine Rolle, die der Raucher ursprünglich mit dem Rauchen verfolgt (Nachahmung, Angeben), aber auch die äußeren Umstände des Rauchens, die Beschäftigung mit der Zigarette, ihre Funktion als Statussymbol, die gedankliche Verknüpfung des Rauchens mit bestimmten Alltagssituationen (Rauchen nach dem Essen, in der Arbeitspause, in Gesellschaft, in der Freizeit usw.). Die verfestigten Rauchgewohnheiten führen schließlich zur Ausbildung einer speziellen Form von Abhängigkeit. Sie ist gekennzeichnet durch Dosissteigerung und Toleranzbildung (das Nikotin wird beschleunigt ausgeschieden, der Körper paßt sich der weiteren Zufuhr schneller an). Deshalb können Raucher ihren Tabakkonsum nur schwer reduzieren.

Entzugserscheinungen
- Unruhe,
- Konzentrationsschwierigkeiten,
- Verstimmungen,
- vermehrte Reizbarkeit und
- vegetative Störungen wie z.B. Schwitzen, Schwindel, Übelkeit und Kreislaufstörungen.

Die körperlichen Wirkungen beim Dauerkonsum von Tabak sind weitgehend bekannt: Entzündungen der oberen Luftwege, Lungenkrebs, aber auch Krebserkrankungen der Mundschleimhaut, der Speiseröhre, des Kehlkopfes, der Bauchspeicheldrüse, der Niere und Blase. Blutgefäßverengungen sind verantwortlich für Durchblutungsstörungen der Beine (Raucherbein), aber auch des Herzmuskels (Herzinfarkt) und anderer Organe, z.B. des Gehirns (Schlaganfall). Auch die Magenschleimhautentzündung tritt bei Rauchern häufiger auf.

Rauchen während der Schwangerschaft führt zur Verringerung des Geburtsgewichts des Neugeborenen, so daß Fehlgeburten bei Raucherinnen häufiger sind.

Zigarettenrauchen ist ein gesundheitspolitisches Problem ersten Ranges. Raucher sterben früher und sind allgemein vermehrt krankheitsanfällig. Sie verursachen hohe Kosten bei der Behandlung ihrer Folgekrankheiten. Besondere Probleme entstehen dadurch, daß Nichtraucher nicht selten zum Passivrauchen gezwungen werden.

Designerdrogen

Die Stoffgruppe der Designerdrogen steht chemisch und von der Wirkung her zwischen den Halluzinogenen (siehe Seite 45) vom Typ des Meskalins (gefühls- und wahrnehmungsverändernd) und den Weckaminen (siehe Seite 50) vom Typ des Amphetamins (aufputschend). Man bezeichnet diese Stoffe als Designerdrogen, weil ihre chemische Struktur mit den jeweils erwünschten Wirkungseigenschaften gewissermaßen am Reißbrett entworfen (designed) wird.

Die Herstellung ist verhältnismäßig einfach. Die benötigten Grundstoffe sind im Chemikalienhandel erhältlich. Herstellungsanleitungen kursieren in interessierten Kreisen von Studenten und Laboranten. Der Aufwand an Geräten ist gering. Eine gewisse Erfahrung im Umgang mit chemischen Stoffen ist freilich erforderlich.

Am populärsten ist in den letzten Jahren der Stoff geworden, der u.a. unter der Bezeichnung »Ecstasy« gehandelt wird. Der chemische Name lautet Methylen-Dioxy-Methyl-Amphetamin (MDMA). Das ursprünglich weiße Pulver wird meist zu runden (seltener sechseckigen) Tabletten gepreßt oder in Gelatinekapseln abgefüllt. Die Einzeldosis beträgt 100 bis 150 mg. Die Tabletten haben zum Teil eine Bruchrille oder eine Prägung, z.B. einen Pilz oder einen Schriftzug (siehe Abb. 5, Seite 43). Manchmal sind die Tabletten auch rötlich oder gelblich gefärbt. Ecstasy-Tabletten werden häufig auf Technopartys gehandelt, aber auch in der Drogenszene. Sie kosten etwa 20 bis 50 DM pro Stück. Neben der Designerdroge Ecstasy sind auch die verwandten Stoffe MDE (Methylen-Dioxy-Ethylamphetamin, »Eve«) und MDA (Methylen-Dioxy-Amphetamin) im illegalen Handel erhältlich; oft wird zwischen diesen drei Stoffen auch gar nicht unterschieden, zumal Wirkung und Preise weitgehend übereinstimmen. Die Tabletten werden in der Regel geschluckt.

Seit 1993 wurden in Deutschland zunehmend Ecstasytabletten sichergestellt. Waren es 1993 noch 78 000 Tabletten, lag die Zahl 1995 bereits bei 380 000 und stieg bis 1996 und 1997 auf jeweils etwa 700 000 an. Mittlerweile scheint der Höhepunkt überschritten zu sein. 1998 wurden nur noch 400 000 Tabletten sichergestellt, mittlerweile scheint es zu einer gewissen Beruhigung der Situation gekommen zu sein. Allerdings ist vom Ausmaß der Sicherstellungen immer nur mit Zurückhaltung auf die tatsächliche Verbreitung einer Droge in einer bestimmten Region zu schließen. Immerhin dürfte Ecstasy auf Grund seiner Wirkeigenschaften als die typische Droge des ausgehenden Jahrhunderts bezeichnet werden. Als Herkunftsland für illegale synthetische Drogen dominieren unverändert die Niederlande, fast die gesamte Sicherstellungsmenge stammt von dort. Aus diesem Grunde wird auch an der deutsch-niederländischen Grenze mit teilweise verdeckten Verfahrensweisen ermittelt.

Die leichte Verfügbarkeit auch größerer Drogenmengen macht die Niederlande nach wie vor geradezu zu einem Wallfahrtsort für Drogeneinkäufer auch im größeren Stil.

Psychische Wirkungen

Innerhalb einer halben Stunde nach der Einnahme kommt es zu vermehrtem Redefluß, zu typischer Betriebsamkeit und Unruhe, die sich in starkem Bewegungsdrang äußern kann. Sinneswahrnehmungen werden gesteigert. Außenreize (z.B. Musik) werden intensiver empfunden, dagegen tritt die Wahrnehmung des eigenen Körpers zurück. Die Droge wirkt stimulierend und zugleich spannungslösend, sie macht gute Stimmung, erhöht die Kontaktfähigkeit und wirkt dabei innerlich ausgleichend und befriedend. Die Droge löst insgesamt Glücksgefühle (Euphorie) aus, steigert den Antrieb, verändert das Zeiterleben und schafft das Gefühl der Nähe zu anderen Menschen, Zufriedenheit und Erfüllung. Sie führt hinaus aus der grauen Welt des Alltags, verdeckt die laufenden Probleme und Belastungen, macht die Welt farbig und transparent, befreit von Hemmungen und Zwängen. Verschmelzungserlebnisse mit der Umgebung sind nicht selten, und gerade bei großen Techno-Tanzpartys sind solche Wirkungen erwünscht.

Körperliche Wirkungen

Der Herzschlag wird beschleunigt, der Blutdruck steigt an. Leichtes Zittern, Schwindel und vertieftes Atmen sind häufig zu beobachten, das Hunger- und Durstgefühl schwindet. Unter der Wirkung von Ecstasy – meist in höherer Dosierung – kann es durch Erschöpfungszustände bei hoher körperlicher Beanspruchung zu Fehlregulationen und Fehlreaktionen des Organismus kommen. Einzelne Todesfälle durch Kreislaufzusammenbrüche und Herzversagen sind beschrieben worden.

Ähnliche Wirkungen gehen auch vom *Phencyclidin* (PCP) aus. In der Szene hat es verschiedene Bezeichnungen: Angel Dust, Peace Pill, Superpot und andere. Damit ist die entspannende, stimmungsanhebende, aber auch anregende Wirkung der Droge beschrieben. Sie dürfte insgesamt zwischen der des Haschischs und der des LSD liegen. Der Stoff wirkt etwa 4 bis 6 Stunden und führt bei mehrfachem Konsum in kurzen Abständen zu ausgeprägter Schlaflosigkeit und sich anschließenden Erschöpfungszuständen. Phencyclidin kann auch vielfältige Sinnestäuschungen hervorrufen. Vergiftungszustände durch Überdosierung führen zu Gangstörungen, Krampfanfällen, Kreislauf- und Atemstörungen, schließlich zu Benommenheit, Bewußtlosigkeit und zum Tode. Schizophrenieähnliche Psychosen sind nach Konsum von PCP häufig beschrieben worden, wie wir sie auch von Haschisch, LSD, Weckmitteln und Kokain kennen.

Ein Ecstasyrausch

»Nach Dienstschluß bin ich in ein Lokal gegangen und habe mich dort einige Zeit aufgehalten. Dort habe ich einen Bekannten getroffen, mit dem habe ich Haschisch geraucht. Es hat sich um einen kräftigen Stoff gehandelt. Ich habe gefühlt, daß ich richtig blaß geworden bin, auch schlapp und müde, kalte Hände habe ich bekommen. Wahrscheinlich ist der Blutdruck in den Keller gegangen. Der Bekannte sagte: Nimm das hier, dann wirst du wieder fit. Es sei ein Ecstasytrip, und ich würde tolle Farben sehen und »ruckzuck« wach werden.

15 bis 30 Minuten nach der Einnahme hat dann die Wirkung begonnen. Ich hatte das Bedürfnis, Alkohol zu trinken, und habe einige Glas Whisky zu mir genommen. Dabei habe ich mich sehr wach gefühlt, ich habe sehr schnell denken können. In mir ist alles schneller abgelaufen. Ich wurde gar nicht müde. Ich war unternehmungslustig und habe die Menschen auf der Tanzfläche wie eine Art Strichmännchen aus Neonröhren empfunden. Die Farben waren ganz grell. Allerdings war ich damals gar nicht erstaunt darüber. Wie lange ich mich dann dort aufgehalten habe und was ich gemacht habe, weiß ich gar nicht mehr genau. Anschließend habe ich dann die Diskothek verlassen und das Fahrrad stehen lassen, das ich – glaube ich – davor abgestellt hatte. Auf der Straße habe ich dann ein mammutähnliches Tier gesehen. Ich habe einen Mann nach der Uhrzeit gefragt, dieser war plötzlich verschwunden, und ich habe gedacht: ›Das sind ja Sachen, da ist schon ziemlich viel Unordnung in deinem Kopf, das muß ich gestehen‹. Wie ich nach Hause gekommen bin, weiß ich nicht mehr. Am nächsten Tag war ich dann über alles ziemlich erstaunt.«

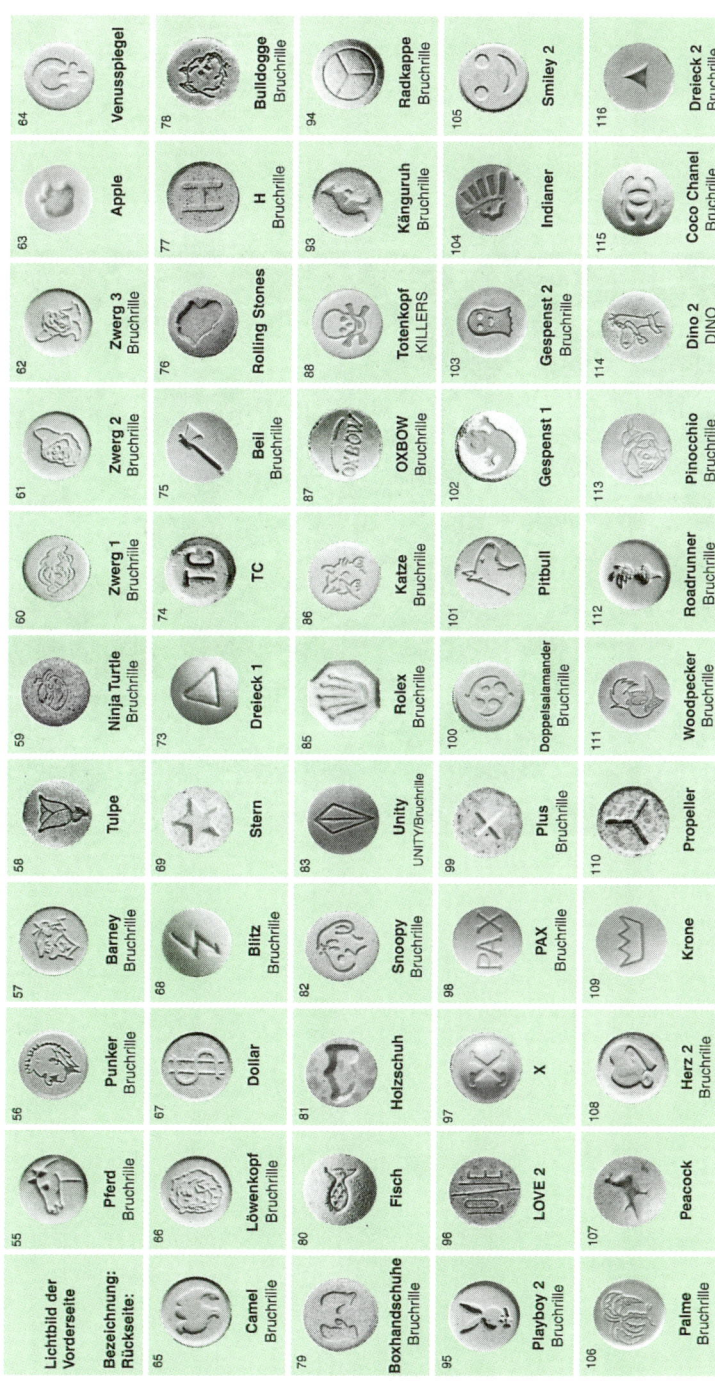

Abb. 5: Ecstasy/XTC in Tablettenform (Quelle: Bundeskriminalamt Wiesbaden)

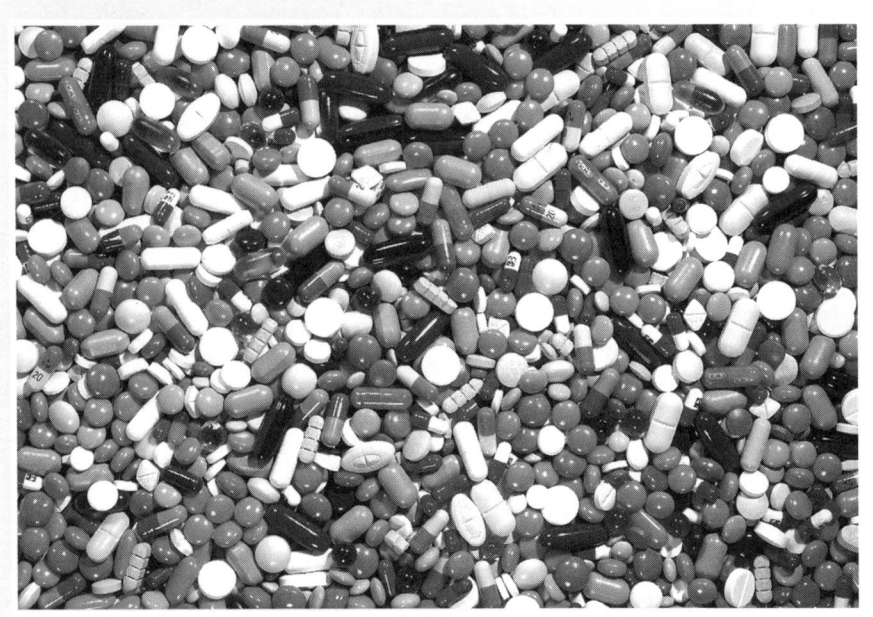

Kapitel 3

Andere Drogen

Halluzinogene

Zur Gruppe der Halluzinogene zählen diejenigen Stoffe, deren Hauptwirkung in der Erzeugung von Sinnestäuschungen (Halluzinationen) besteht. Sie führen bei längerdauernder Einnahme zu unterschiedlich stark ausgeprägter psychischer Abhängigkeit. Eine körperliche Abhängigkeit entsteht dagegen nicht. Der Körper verträgt mit der Zeit größere Mengen solcher Stoffe bzw. benötigt sie, damit es noch zu den gleichen Wirkungen auf die Psyche kommt. Chemisch haben die Halluzinogene eine hohe Ähnlichkeit mit körpereigenen Überträgerstoffen des Nervensystems.

LSD

(**Lysergsäured**iäthylamid) ist ein künstlich hergestellter Stoff, der in abgewandelter Form auch in der Natur vorkommt (Mutterkornpilz, tropische Windengewächse). LSD wird in Form kleiner Löschpapier-»Trips« geschluckt 50–200 µg (1 µg = 1/1 000 000 g).

LSD-Rausch bei einmaligem Konsum
- Innerhalb von Minuten Schwindel,
- manchmal Angst,
- innere Unruhe und Herzklopfen.

Nach unterschiedlich langer Zeit tritt ein Rauschzustand im engeren Sinne auf, der eine Stunde bis etwa acht Stunden dauern kann:
- Verkennung der Wirklichkeit,
- Veränderung der zeitlichen und räumlichen Orientierung und der Orientierung zur Person,
- allgemeine Wahrnehmungsverzerrungen und Sinnestäuschungen.

Besonders die ungewohnten grellen Farbeindrücke und die Veränderung der natürlichen Form der Dinge werden von den Konsumenten immer wieder als besonders eindrucksvoll geschildert.

In einer sich anschließenden Erholungsphase klingt der Rausch allmählich aus. An die Stelle der genannten Wahrnehmungsveränderungen

tritt allmählich wieder die gewohnte äußere Ordnung der Sinnesein-
drücke. Nach Stunden schließlich kommt es zu Ermüdung und Erschöpfung, aber auch zu Niedergeschlagenheit, Unruhe und Angst.

Charakteristisch für den LSD-Rausch ist die innige Durchmischung
von bruchstückhaftem Wirklichkeitserleben einerseits und Trugwahr-
nehmung andererseits. Die wahnhafte Verarbeitung der Wirklichkeit
kann zu einer eigentümlichen Loslösung der Erlebniswelt des Berauschten von der Umgebung führen. Ein kritischer Abstand zum Wahrgenom-
menen kann nur noch selten und dann nur teilweise gelingen. Es kommt
zu Verschmelzungserlebnissen mit der Umgebung, aber auch zu Fehleinschätzungen der Wirklichkeit. Der Zustand des Konsumenten bei der
Einnahme von LSD hat eine wesentliche Bedeutung für die im Rausch
auftretenden Erlebnisformen. Hochgefühl auf der einen, Angst und Verzweiflung auf der anderen Seite liegen eng nebeneinander.

Ein LSD-Trip

»Nach meinem Besuch der Teestube ging ich erst einmal durch einen wunder-
schönen Park, in dem wirklich schöne alte Bäume stehen. Hier kam es dann zur
ersten Thesenbildung: a) alles bewegt sich; b) alles, was sich bewegt, lebt; c) alles lebt.

Unter diesem »alles« muß man sich natürlich auch die Dinge vorstellen, die
sich nicht aus eigener Kraft bewegen, sondern die ganz einfach bewegt werden,
also Steine, Pflanzen, Flüssigkeiten; auch Schatten sind es, die unter dieses
»alles« fallen. Als ich dann nach kurzer philosophischer Einkehr meinen Weg
fortsetzte, kam es zu einem Gefühl, einer Empfindung der Freiheit, wie ich ähnliches noch nicht erlebt hatte. Es kam mir zu Bewußtsein, wurde mir bewußt, daß
ich gehen konnte, wohin ich wollte. Ich konnte ansehen, was mir gefiel. Mir wurde klar, daß ich, um alle diese Freiheit genießen zu können, gar nicht einmal LSD
benötigte. LSD hatte also von hier an seine Berechtigung nur als bewußtseins-
erweiternde Droge. Bald darauf, immer noch auf dem Trip, begann jedes Ding als
Symbol zu mir zu sprechen. Rolltreppen, Straßenbahnen, selbst Zigaretten begann ich, in ihrer Bedeutung zu erfassen, sie für mich auszuwerten. Ich kam zu
dem Ergebnis, daß alle Dinge einen Symbolwert haben. Die Dinge veränderten
auch ihr Aussehen. Die Wolkenkratzer und Hochhäuser, an denen wir vorbeika-
men, schienen einmal mich verschlingen zu wollen (ihre Fensterscheiben wirkten wie gefletschte Zähne), dann wieder wurden sie plötzlich ganz harmlos, sa-
hen aus wie aus Plexiglas zusammengebaut, wie Kinderspielzeug. Was sie jeweils bedeuteten und wie sie mir vorkamen, konnte ich nicht selber bestimmen.
Zeitweise kam ein Gefühl von Befreiung, von Erlösung, ein richtiges Glücksgefühl über mich.«

Ungewöhnliche Wirkungen

Unter den ungewöhnlich verlaufenden Rauschzuständen ist der sog. »Horrortrip« am bekanntesten. Er führt von angstbesetzten Erlebnisveränderungen, Unruhe, innerer Erregung, Niedergeschlagenheit bis zu Qual und Grauen. Gelegentlich beherrscht Todesangst das Erleben und führt zu Selbstvernichtungswünschen und Selbstmordgedanken. Verwirrtheit und der Drang, vor derartigen qualvollen Erlebnisstörungen zu fliehen, können zu Fehlverhalten führen.

Ein Horrortrip nach LSD-Einnahme

»Erster echter Horroranfall. Ich kam spät abends nach Hause und legte mich, weil ich doch recht müde war, gleich ins Bett. Jetzt füllte sich mein Zimmer mit schemenhaften, geisterhaften Gestalten und Gesichtern, teils rot, teils orange, teils gelb. Wohlgemerkt, es waren keine Körper, die ich sah, ich schaute Wesen, durch die man hindurchsehen konnte. Ich interpretierte diese Halluzinationen als materiell strukturierte Bewußtseinssphären, ein anderes Wort dafür: sichtbare vibrations. Diese vibrations waren fürchterlich aggressiv: Ich bekam eine panische Angst. »Wen habe ich brüskiert«, fragte ich mich, »zu wem war ich aggressiv, hochmütig, arrogant, wen habe ich beleidigt, daß sich dessen Haß sogar materialisiert«? Es fielen mir natürlich reihenweise Leute ein, auf die das zutraf. Ich hatte nun im besonderen davor Angst, daß sich dieser Haß richtiggehend zu einem Körper aus Fleisch und Blut verdichtet. Dann begann ich panische Angst vor all dem zu bekommen, das irgendwie rötlich gefärbt war, und das war in meinem Zimmer eine ganze Menge. Ich versuchte, all die vielen Dinge irgendwie beiseite zu räumen, warf dann eine Elfenbeinschnitzerei des Gottes Krishna ganz aus meinem Zimmer hinaus, weil mir sein lächelndes Gesicht wie eine grinsende Totenfratze vorkam, riß die Vorhänge auf, um etwas von dem gelblichen Straßenlicht hereinfallen zu lassen, und in diesem Moment beruhigte ich mich augenblicklich, denn ich sah, daß es schneite. Es waren also die schon sprießenden Pflanzen, die der Schnee jetzt erstickte und abtötete, die diese vibrations aussandten und vor denen ich solche Angst gehabt habe.«

Wirkungen bei häufigem Konsum von LSD

Es entwickelt sich eine seelische Abhängigkeit mit Toleranzbildung bei mäßig ausgeprägter Dosissteigerung. Körperliche Entzugserscheinungen treten indessen beim Absetzen von LSD nach häufigem oder sogar dauerhaftem Konsum nicht auf. Es besteht allerdings ein innerer Drang, die Droge weiterhin einzunehmen. Unruhe, ängstliche Erregung und allgemeine Nervosität sind als psychische Entzugserscheinungen aufzufassen.

Eine besondere Gefahr bei häufigem Konsum ist die Ausbildung einer schizophrenieähnlichen Psychose: noch Tage nach der letzten Drogeneinnahme bestehen vermeintliche LSD-Wirkungen fort. Wir wissen mittlerweile, daß nicht nur das LSD, sondern auch eine ganze Reihe anderer Drogen zu ähnlichen Zustandsbildern führen kann, insbesondere Haschisch, Kokain und Weckmittel.

Eine Besonderheit beim häufigeren LSD-Konsum besteht im Wiederauftreten von Rauschzuständen, auch wenn gar kein LSD konsumiert worden ist. Wir sprechen dann von sog. Nachräuschen *(Flashbacks)*. Wie es dazu kommen kann, wissen wir bis heute nicht.

Körperliche Schäden bei dauerhaftem Konsum von LSD scheinen nicht einzutreten. Allerdings ist hier das letzte Wort noch nicht gesprochen, denn es gibt Verdachtsmomente, die für eine Beeinträchtigung des Erbmaterials des Menschen sprechen.

Andere Halluzinogene

Nicht näher eingehen wollen wir hier auf das *Meskalin,* das im Peyote-Kaktus vorkommt, und das *Psilocybin,* das aus einem in Mittelamerika wachsenden Pilz gewonnen wird. Die Wirkungen ähneln denen des LSD. Auch das *Atropin*, ein Inhaltsstoff der Tollkirsche, hat halluzinogene Wirkungen.

Rauschzustand durch Einnahme von Haschisch und Atropin

Der 18jährige Patient war von seinen Angehörigen vollkommen nackt und desorientiert im Keller sitzend aufgefunden worden. Er kam abgemagert und verwahrlost zur Aufnahme in die Klinik; körperlich wies er einen erhöhten Puls auf und überweite Pupillen, auffällig war er jedoch durch seine Bewegungsunruhe. Er lief planlos auf und ab, nestelte an sich selber oder an Gegenständen herum, äußerte unzusammenhängende Gedanken und sprach unentwegt vor sich hin. Zwar formulierte er ganze und verständliche Sätze, ihr inhaltlicher Zusammenhang war jedoch nicht nachvollziehbar. Er redete also verworren daher, sah und hörte Dinge, die nicht vorhanden waren, litt unter Halluzinationen und rauchte ihm angebotene Zigaretten, die nicht vorhanden waren, die er dann mit einem ebenfalls nicht vorhandenen Feuerzeug scheinbar anzündete. Er hörte das Schreien eines Säuglings und war ärgerlich, weil die eingebildeten Zigaretten immer wieder ausgingen. Das genannte Zustandsbild klang im Laufe etwa eines Tages allmählich ab, und am darauffolgenden Tag war der Patient wieder leidlich geordnet. Er erklärte, Vorerfahrung auch mit Kokain und Haschisch zu besitzen. Diesmal habe er auf dem Hintergrund seines Haschischkonsums 20 Tollkirschen gegessen, um auszuprobieren, wie sie wirkten.

Optische Halluzinationen können durch den Verzehr der in Mitteleuropa weitverbreiteten Steppenraute (Inhaltsstoff *Harmin*) hervorgerufen werden. Dies trifft in ähnlicher Weise auch auf den Fliegenpilz und seine Inhaltsstoffe zu.

Rauschzustand nach Einnahme von Harmin

Ein 19jähriger Patient kam wegen eines Horrortrips zur Aufnahme. Er gab an, unter Sinnestäuschungen gelitten zu haben und unter anderem gegen eine Mauer gelaufen zu sein. Bei der Aufnahme war er völlig verwirrt, desorientiert, erregt, unruhig, angetrieben, dabei niedergeschlagen und ängstlich. Er zeigte eine extreme Erweiterung der Pupillen und Hautabschürfungen an beiden Knien, die davon herrührten, daß der Patient auf der Fahrt in die Klinik aus dem Privatwagen seiner Schwester gesprungen war. Danach war er jedoch nicht weggelaufen, sondern liegengeblieben und konnte von einem Krankenwagen in die Klinik gebracht werden. Unter einer Behandlung mit beruhigenden Medikamenten klang das Zustandsbild innerhalb von 24 Stunden nach der Aufnahme ab, der Patient fand seine Orientierung zurück und berichtete, daß er folgendes erlebt habe:

»Einnahme gegen 15.10 Uhr, etwa eine Stunde später Einsetzen des Rausches, bemerkbar durch ›Verziehen‹ der Decke und eines Sofamusters. Musik beginnt einen fortzutragen. Alles wird ausgeprägter (im Gesicht meiner Freundin macht sich jede Pore aufdringlich bemerkbar, jedoch nicht unangenehm). Jetzt schnelles Anwachsen des Rauschzustandes. Ernstliches Problem, noch vor den Eltern aus dem Haus zu kommen. Es wird langsam ersichtlich, daß die Dosis wohl etwas ›streng‹ war. Anne fragt mich, ob ich nicht Valium einnehmen will. In diesem Moment die Erkenntnis, daß ohne Beruhigungsmittel eine Konfrontation mit der Umwelt unvermeidbar ist, da jeder Fluchtweg aufgrund der Unfähigkeit zum Autofahren in der vollkommenen Realitätsauflösung (Laufen wohin; S-Bahn, wie funktioniert das usw.) verbaut ist. Alles nur noch abstrakt erfahrbar (z.B. S-Bahn, so etwas gibt es wohl). Körpergefühl vollkommen verzerrt. Ausgeprägt lautes Hören mit Ansätzen zur zeitweisen Fehldeutung (Kindergeschrei wird glockenähnlich wahrgenommen)… Blackout. Meine Schwester ist gekommen, sie weiß Bescheid. Ich bringe in diesem Moment jedoch kein gescheites Wort mehr zusammen. Denke nur noch in französisch. Blackout. Ich gehe über die Straße, das Gesichtsfeld ist völlig überbelichtet, muß über mich selber lachen, Traumzustand, in welchem sich meine Gedanken vollkommen auflösen… erwache wieder in einem Auto. Intensitätssteigerung. Werde immer unruhiger. Wache wieder auf, neben einem Auto liegend. Muß aus einer Bewußtlosigkeit erwacht sein. Ich fühle, daß ich mich selbst befreien muß, und fange an zu schreien und zu schlagen. Muß vor Freude tanzen. Erwache wieder auf der Station. Zeitschätzung fällt mir schwer…«

Weckmittel (Amphetamine)

Weckmittel sind ursprünglich Medikamente, die zur Überwindung des Schlafbedürfnisses und des allgemeinen Leistungsnachlasses hergestellt wurden. Ihr medizinisches Anwendungsgebiet ist damit naturgemäß gering. Um so größer ist aber das Anwendungsgebiet außerhalb der Medizin. Vor allem im Sport ist das Bedürfnis nach Leistungssteigerung von großer Bedeutung, wie die Dopingproblematik gerade in den letzten Jahren im Zusammenhang mit dem Leistungssport zeigt.

Weckmittel erhöhen aber bei gezieltem Einsatz nicht nur die körperliche Leistungsfähigkeit, sondern sie können auch die geistige Belastbarkeit deutlich verbessern. Im letzten Krieg wurden sie deshalb an Flugzeugpiloten ausgegeben, seit jeher helfen sie Studenten während der Prüfungsvorbereitung, Erschöpfungs- und Ermüdungszustände zu bekämpfen. Vor allem gleichförmige, sich wiederholende und wenig abwechslungsreiche Tätigkeiten können unter der Wirkung von Weckmitteln länger und ausdauernder durchgehalten werden. Tatendrang und Unternehmungslust sind Zeichen des gesteigerten Antriebs. Der »innere Motor« des Menschen wird sozusagen beschleunigt. Weckmittel haben außerdem die Eigenschaft, den Appetit zu unterdrücken. Sie werden deshalb vielfach als Mittel zur Gewichtsreduktion eingesetzt.

Wirkungen bei häufigem Konsum von Weckmitteln

Es kann sich eine Abhängigkeit herausbilden, was schon früh erkannt wurde. 1938 kam als erstes Weckmittel das Pervitin auf den Markt, 1941 wurden erste Fälle von Abhängigkeit beschrieben, und im gleichen Jahre wurde das Medikament dem Betäubungsmittelgesetz unterstellt. Es gelang auf diese Weise durch konsequentes Handeln, das Pervitinproblem relativ schnell in den Griff zu bekommen. 1954 erschien eine umfassende wissenschaftliche Untersuchung über die Weckmittel, in der nur wenige Fälle von Abhängigkeit dokumentiert wurden, weil das Mittel offensichtlich wenig Verbreitung gefunden hatte. In Japan hingegen waren in der Nachkriegszeit aus amerikanischen Beständen große Mengen von Weckmitteln auf den illegalen Markt gelangt und hatten dazu geführt, daß eine beträchtliche Anzahl von Menschen von dem Stoff abhängig geworden war. Um das Problem zu bekämpfen, wurden strenge gesetzliche Bestimmungen gegen den Weckmittelkonsum erlassen. Die damit verbundenen staatlichen Kontrollen führten in kurzer Zeit dazu, daß das

Problem an Bedeutung verlor und die Verbreitung des illegalen Konsums dieses Stoffs abnahm. Die Bekämpfung der Weckmittelwelle in den 50er Jahren in Japan ist ein Beispiel dafür, daß es mit konsequenter Durchsetzung von Verboten durchaus gelingen kann, ein Suchtproblem wirkungsvoll zu begrenzen.

In der heutigen Drogenszene spielen Weckmittel immer wieder eine Rolle, wenn auch meist nur als zusätzlich konsumierte Stoffe. Sie werden oft zum Ausgleich von Ermüdungserscheinungen und zum Aufputschen verwendet, vor allem von Haschisch- und Opiatkonsumenten. Dadurch gelingt es leichter, der typischen Erschöpfung und dem Antriebsverlust ausklingender Rauschzustände entgegenzuwirken.

Werden ausschließlich Weckmittel konsumiert, tritt in der Regel eine starke psychische Abhängigkeit ein, mit Toleranzbildung gegenüber den meisten Wirkungen dieser Stoffgruppe. Hingegen ist keine körperliche Abhängigkeit zu beobachten; beim Absetzen treten dementsprechend auch keine körperlichen Entzugszeichen auf.

Viele Konsumenten gelangen nicht über die Drogenszene, sondern auf einem mehr »bürgerlichen« Weg in die Abhängigkeit: durch Einnahme des Stoffes als Appetitzügler, Dopingmittel, sowie zur allgemeinen Aktivierung und zur Stimmungshebung.

Ein besonderes Problem stellt bei den Weckmitteln die Auslösung von Psychosen dar. In dieser Hinsicht ähneln Weckmittel dem Haschisch, dem Kokain und den Halluzinogenen. Hier mag der Umstand eine besondere Rolle spielen, daß sie chemisch Ähnlichkeit mit Überträgerstoffen haben, die an den Nervenendigungen im Gehirn wirksam sind. Solche Psychosen sind in ihrem äußeren Erscheinungsbild Schizophrenien sehr ähnlich, und wir wissen bis heute nicht sicher, ob es sich dabei um eine eigene Krankheitsgruppe handelt oder um bereits angelegte Schizophrenien, die durch den Konsum von Weckmitteln nur ausgelöst (ausgeklinkt) wurden. Gekennzeichnet sind solche Krankheitsbilder durch Sinnestäuschungen, Stimmenhören, Wahnbildung, eigenbezügliches Denken und Erleben und eine Vielzahl von Störungen der Wahrnehmung, des Gefühls und des Antriebs. Es handelt sich dabei zwar um behandelbare Krankheiten, ihr Ausgang bleibt aber in jedem Einzelfall ungewiß.

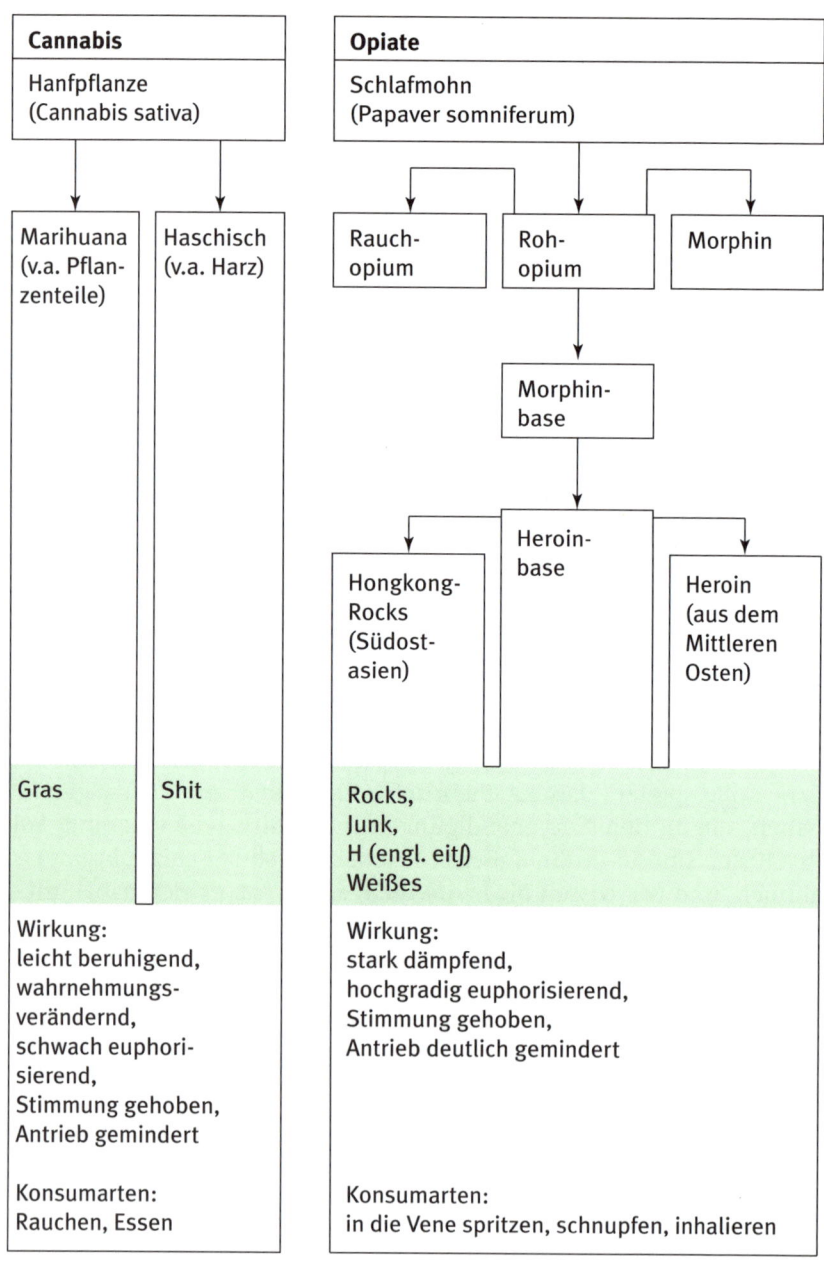

Abb. 6: Übersicht über die im Buch vorgestellten Rauschmittel, ihre Bezeichnungen in der Drogenszene und ihre Wirkungen.

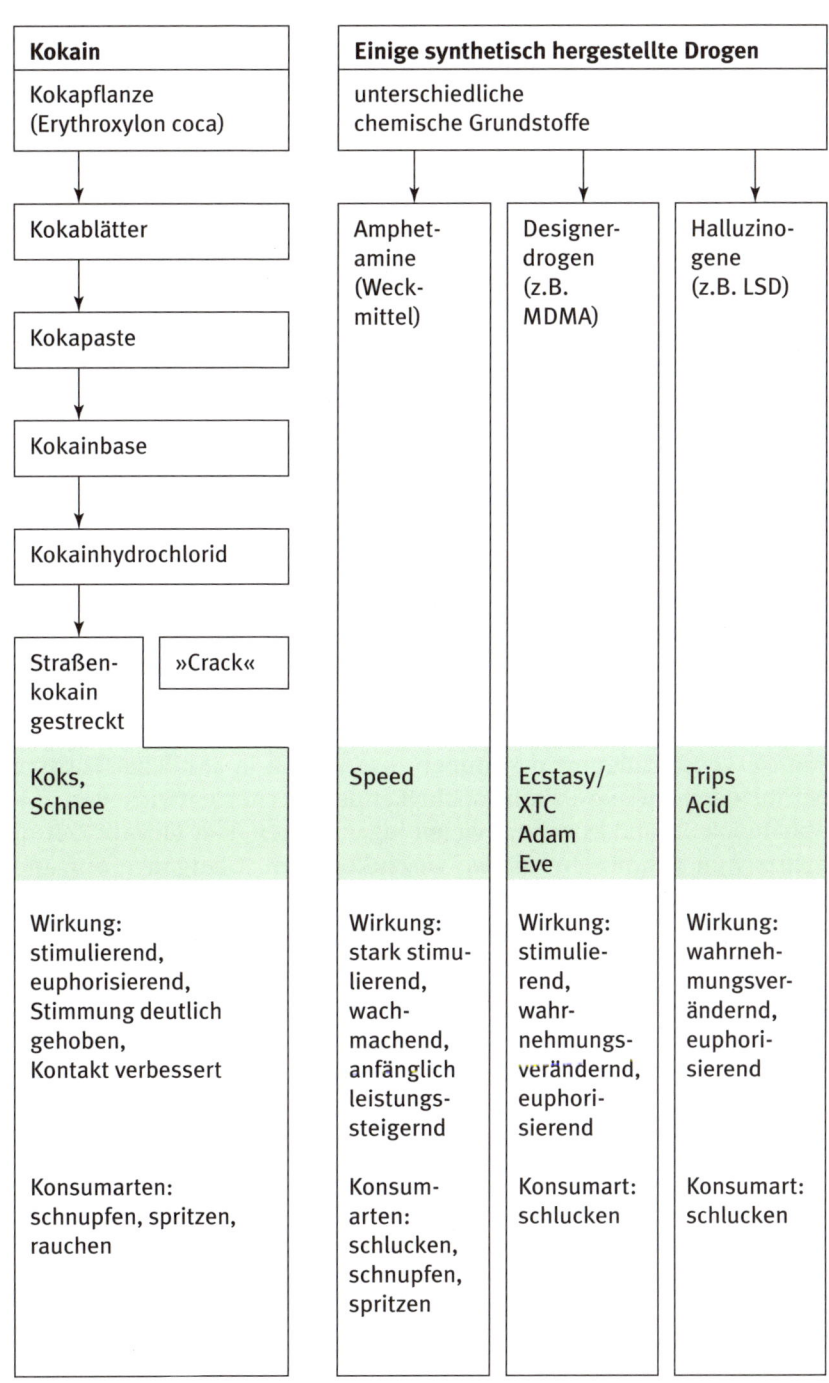

Kokain	Einige synthetisch hergestellte Drogen		
Kokapflanze (Erythroxylon coca)	unterschiedliche chemische Grundstoffe		
Kokablätter	Amphet-amine (Weck-mittel)	Designer-drogen (z.B. MDMA)	Halluzino-gene (z.B. LSD)
Kokapaste			
Kokainbase			
Kokainhydrochlorid			
Straßen-kokain gestreckt »Crack«			
Koks, Schnee	Speed	Ecstasy/ XTC Adam Eve	Trips Acid
Wirkung: stimulierend, euphorisierend, Stimmung deutlich gehoben, Kontakt verbessert	Wirkung: stark stimu-lierend, wach-machend, anfänglich leistungs-steigernd	Wirkung: stimulie-rend, wahr-nehmungs-verändernd, euphori-sierend	Wirkung: wahrneh-mungsver-ändernd, euphori-sierend
Konsumarten: schnupfen, spritzen, rauchen	Konsum-arten: schlucken, schnupfen, spritzen	Konsumart: schlucken	Konsumart: schlucken

Schnüffelstoffe

Unter Schnüffeln versteht man das Einatmen von Lösungsmitteldämpfen zur Rauscherzeugung. Schnüffeln muß man von Schnupfen unterscheiden. Kokain wird typischerweise geschnupft: Man zieht die pulvrige Substanz in die Nase ein, damit sie von der Nasenschleimhaut aufgenommen wird. Das Lösungsmittel dagegen wird in Plastiktüten gegeben und die Dämpfe dann aus diesen eingeatmet. Die Aufnahme des Stoffs erfolgt in der Lunge. Bei Jugendlichen in der Drogenszene spielt als meist verwendetes Lösungsmittel Pattexverdünner die Hauptrolle. Berichte über diese Form der Rauscherzeugung stammen vor allem aus Berlin, aber auch aus anderen deutschen Großstädten. Der tägliche Lösungsmittelverbrauch kann bis zu einem viertel Liter betragen.

Der Rausch beginnt mit Unruhe, Herzklopfen und innerer Erregung. Danach treten Sinnestäuschungen auf, auch Verkennungen und Umformungen der Umgebung, die Gefühlseindrücke verändern sich hin zu vermehrter Erlebnisfülle. Schließlich geht dieser Zustand in wohlige Entspannung über, die in Schlaf einmünden kann, mit dem der Rausch dann ausklingt. Die Konsumenten streben vor allem den Zustand wohliger Erregung und Anregung, gehobener Stimmung und vermeintlicher Veränderung der umgebenden Wirklichkeit an.

Bei häufigem Schnüffeln von Lösungsmitteln kann es zu einer Reihe von Nervenschädigungen kommen, wie wir sie in ähnlicher Form auch bei fortgeschrittener Alkoholsucht kennen. Ferner entwickelt sich eine Abhängigkeit, und es gelingt vielen Jugendlichen über längere Zeit nicht mehr, vom Schnüffeln wieder wegzukommen. Übergänge auf andere Drogen (Haschisch, Heroin) sind selten zu beobachten. Lösungsmittel schnüffelnde Jugendliche bilden eine Art eigener Szene.

Kapitel 4

Recht auf Rausch?

In der Diskussion um das Drogenproblem wird eine breite Vielfalt sehr unterschiedlicher und widersprüchlicher Meinungen vorgetragen. Daher sollte man für die eigene Meinungsbildung zunächst einmal das Gelände abstecken. Man muß sich zuerst darüber klarwerden, welche Auffassung man eigentlich vertritt und warum man dieser Meinung ist. Auf diese Weise versorgt man sich gewissermaßen ganz von selbst mit Argumenten für die Diskussion.

Pro: Was Drogenbefürworter sagen

Zunächst sollte eigentlich klar sein, daß wir versuchen wollen, die weitere Verbreitung des Drogenkonsums zu verhindern, daß wir also etwas *gegen* den Drogenkonsum tun wollen. Diese Haltung ist aber gar nicht so selbstverständlich. Denn es gibt durchaus eine Gruppe von Befürwortern des Drogenkonsums, die unter dem Schlagwort »Mit Drogen leben« beispielsweise die Behauptung aufstellen, daß Haschisch und Heroin »relativ problemlose Drogen« seien. Haschisch sei mit dem Kaffee zu vergleichen, und Heroin rufe weder ernsthafte Gesundheitsschäden noch prinzipielle Arbeitsstörungen hervor (Quensel). Die Todesfälle bei Drogenkonsum werden von den Vertretern dieser Auffassung nicht auf die grundsätzliche Gefährlichkeit der Rauschmittel zurückgeführt, sondern als »fast notwendige Folge eines immer autoritäreren, mit strafrechtlichem Druck arbeitenden Therapiesystems« erklärt. Die Risiken des Cannabiskonsums seien so ähnlich wie die beim Konsum von Zucker und Salz (Quensel). Und immer wieder wird das Haschisch mit stärker wirkenden Drogen verglichen, denen gegenüber es dann als geradezu harmlos dargestellt werden kann. Schließlich mache es auch Spaß, Cannabis zu sich zu nehmen, also müsse man den Konsum auch erlauben.

Dieses Gedankengut findet sich auch in dem Vorlagebeschluß des Lübecker Landgerichts von 1992 wieder, dessen wesentliche Absicht ja darin bestand, die Freigabe des Haschischs mit dem Hinweis zu erreichen, daß auch Alkohol als eine viel gefährlichere Droge zum Konsum frei verfügbar sei. Der »Gleichheitsgrundsatz« sei verletzt, wenn man das in den

Augen des Gerichts unschädliche Haschisch verbiete, den weitaus gefährlicheren Alkohol aber zum Konsum frei zulasse.

Contra: Begründete Argumente am Beispiel Haschisch

Wenn wir also nur rein gefühlsmäßig den Konsum von Rauschmitteln ablehnen, so ist das sicher eine unzureichende Entscheidungsgrundlage. Vielmehr sollten wir für unsere Haltung dem angesprochenen Problem gegenüber durchdachte Begründungen bereithalten; denn in jeder geordneten Diskussion behält derjenige die Oberhand, der die am besten begründeten Argumente vortragen kann. Wir wollen am Beispiel Haschisch einmal versuchen, unsere Beurteilung der Droge zu begründen. Hierzu müssen wir uns noch einmal kurz die Wirkungen dieses Stoffs vor Augen führen. Die Droge bewirkt bei *einmaligem* Konsum, also im Haschischrausch:

- gehobene Stimmung, ein Gefühl des Wohlbefindens,
- verminderten Antrieb, Gleichgültigkeit, Teilnahmslosigkeit,
- bruchstückhaftes Denken und Erleben, Herabsetzung der gedanklichen Speicherungsfähigkeit,
- Konzentrations- und Aufmerksamkeitsstörungen, erhöhte Ablenkbarkeit und Reizoffenheit,
- Wahrnehmungsstörungen bis hin zu Sinnestäuschungen,
- Gedächtnisstörungen,
- erhöhte Risikobereitschaft,
- verändertes Ausdrucksverhalten.

Unter Umständen kann es im Haschischrausch zu Angst, Unruhe, innerer Erregung und Orientierungsstörungen bis hin zu Verfolgungswahn und Verwirrtheit kommen.

Bei *Dauerkonsum* können folgende Wirkungen auftreten:
- psychische Abhängigkeit,
- dauerhaft gehobene Stimmungslage,
- Mangel an Antrieb und Interesse,
- Konzentrations- und Gedächtnisstörungen,
- Kritikschwäche, Scheintiefsinn,
- Rückzug auf die eigene Person: vermehrte Selbstzuwendung, Selbstbeobachtung, Selbstbeschäftigung,
- Leistungsnachlaß, Mangel an sozialem Interesse.

Darüber hinaus kann es zu folgenden *Gefährdungsmomenten* kommen:
- Übergang auf stärker wirkende Drogen, weil sich die Haschischwirkung nicht beliebig steigern läßt,
- Echorausch (»Flashback«), vor allem bei LSD-Vorerfahrung,
- schizophrenieähnliche Psychosen,
- Fehlverhalten im Straßenverkehr,
- Lungenschäden durch das Haschischrauchen.

Mögliche, noch nicht endgültig geklärte Schädigungsfolgen sind zu befürchten in folgenden Bereichen:
- Gehirn,
- Erbmaterial,
- Immunsystem (weiße Blutkörperchen),
- Hormonstoffwechsel.

Dem Sinn und Inhalt nach ähnliche Aufstellungen ließen sich für andere Rauschdrogen vorlegen, auch für den Alkohol. Wir haben hier lediglich das Haschisch als eine sogenannte weiche Droge als Beispiel herausgegriffen. Bei sogenannten harten Drogen kommt eine Vielzahl von Wirkungen und Folgezuständen hinzu. Die Frage, ob man einen Stoff mit derartigen Wirkungen, wie wir sie für das Haschisch vorstehend vorgestellt haben, zusätzlich zu allen anderen schon vorhandenen bedenklichen Stoffen frei zugänglich machen soll, ist damit eigentlich schon beantwortet. Die Fakten sprechen hier wohl für sich.

Rausch: Ein geschütztes Bedürfnis?

Gibt es aber vielleicht auch einen Nutzen, der für eine positive Einstellung gegenüber dem Haschischkonsum sprechen könnte? An dieser Stelle wird man in der Diskussion regelmäßig auf das *»Recht auf Rausch«* verwiesen. So ist die Lübecker Strafkammer in ihrem Beschluß von 1992 zu dem Ergebnis gelangt, der Rausch gehöre »wie Essen, Trinken und Sex zu den fundamentalsten Bedürfnissen des Menschen. Je technisierter, schneller und funktionaler eine Gesellschaft aufgebaut ist, desto stärker wird das Bedürfnis, aus dieser Umklammerung auszubrechen«. Daher sei das Recht auf Rausch im Rahmen der freien Entfaltung der Persönlichkeit geschützt.

Nun ist die freie Entfaltung der Persönlichkeit ein Grundrecht, das in unserem Grundgesetz garantiert wird. Jede vernünftige Erziehung hat die freie Entfaltung der Persönlichkeit zum Ziel. Nur unter dieser Voraussetzung kann sich ein Kind und Jugendlicher ungehindert und frei zum Erwachsenen entwickeln, und nur so kann ein Erwachsener von der Vielzahl seiner in ihm schlummernden Möglichkeiten zu seinem Wohl und dem der Gesellschaft Gebrauch machen. Denn nur um das Wohl des einzelnen und der Gesellschaft kann es gehen: Der Gesetzgeber hat wohl kaum daran gedacht, daß wir auch unsere Aggressivität, unsere Fähigkeit zu Neid und Haß, zu Mißgunst und Gewalt, zu Bosheit und niedrigem Verhalten frei entfalten sollen. Wo hat der Gesetzgeber nun aber den Rausch angesiedelt? Auf der Seite der gesellschaftlich erwünschten oder eher der zu unterdrückenden Möglichkeiten von Verhalten?

Wenn wir in das Strafgesetzbuch schauen, in dem alle denkbaren Straftaten verzeichnet sind, so finden wir dort unter § 223 a die Rauschtaten verzeichnet. Dort stellt der Gesetzgeber das fahrlässige und vorsätzliche Sich-Berauschen dann unter Strafe, wenn in einem solchen Rausch Straftaten begangen werden. Der Rausch wird also nicht geschützt; von einem Recht darauf kann gar keine Rede sein, sondern er wird als ein Übel unter bestimmten Bedingungen sogar unter Strafe gestellt. Der Gesetzgeber hat also vom Rausch keine hohe Meinung und hat ihn jedenfalls bisher nicht als Grundrecht eingestuft.

An dieser Stelle der Diskussion sollte man sich auch fragen, was ein Rausch eigentlich bewirkt, wie er aussieht, welche Erlebnisveränderungen er herbeiführt, unabhängig davon, ob nun ein Alkohol-, ein Haschisch- oder ein Kokainkonsum zugrunde liegt. Beim Rausch handelt es sich nach übereinstimmendem Verständnis um einen Zustand »gehobener Erregung mit eigentümlicher Einsichtsfülle«. Oft steht das Auftreten von Bildern und Erlebnisveränderungen im Vordergrund. Meist ist das Bewußtsein getrübt oder eingeschränkt. Es treten Stimmungsveränderungen auf; die Stimmung kann gehoben, aber auch gereizt sein. Fast immer wird ein Rausch in der Absicht herbeigeführt, möglichst intensiv anregende Erlebnisse zu ermöglichen. Zum Rausch gehört mit Sicherheit die Überschreitung sonst gegebener Grenzen, das Schwelgen in neuen, nicht gekannten Weiten, der Zugang zu traumhafter Abkehr von der Alltäglichkeit des Daseins. Im Verlauf eines Rausches kann es zunächst zu Anregung, Enthemmung und lustvollen Erlebnisformen kommen, später zu Ermüdung und Verstimmung, also zu eher unlustbetonten Erlebnisweisen.

Rausch: Einzel- oder Gemeinschaftserlebnis?

Räusche spielen sich immer im Erleben des einzelnen ab. Sie bringen gewissermaßen eine neue private Erlebnisqualität. Zwar fördert mancher Rausch auch die Kontaktfähigkeit zu anderen Menschen, lockert die Beziehung zu ihnen auf und führt unter Umständen dazu, daß vom Berauschten zu seiner Umgebung leichter Brücken gebaut werden können. Aber ein Rausch ist stets etwas, das sich nur im Kopf des einzelnen abspielt. Dem wird man entgegnen, daß es besonderen Spaß mache, sich gemeinsam, in der Gruppe zu betrinken oder zu bekiffen. Da wachse der Rausch über den einzelnen hinaus, er bleibe nicht auf den einzelnen beschränkt. Das ist wohl wahr, aber die Gemeinsamkeit bleibt auf verhältnismäßig kurze Abschnitte des Rausches beschränkt, abhängig von der gerade wirkenden Menge der Droge, die man eingenommen hat. Und je stärker die Droge wirkt, je ausgeprägter der Rausch ist, desto stärker betreffen die Wirkungen nur den einzelnen, führen sie hinweg von irgendeinem gemeinsamen Erleben, machen sie den Konsumenten immer einsamer in seinem Rauscherleben. So führt der Rausch letztlich doch in die Einsamkeit, nicht etwa hin zum Nächsten, hin zur Umgebung oder gar zur Realität, sondern weg von ihr, hinein in das eigene Ich, das wesentlicher Gegenstand der eigenen Beschäftigung wird. Die Auseinandersetzung mit der Umwelt bleibt zurück, sie wird unwichtig, auf sie wird mehr und mehr verzichtet.

Nun könnte man natürlich entgegnen, daß die Beschäftigung mit dem eigenen Selbst auch zu wichtigen Erkenntnissen führen kann, die für einen Menschen große Bedeutung haben können. Das ist richtig, wenn sie auf der Grundlage kritischer Einsicht zustande kommen. Beruhen solche Erkenntnisse aber auf rauschbedingten Erlebnissen, so bleiben sie belanglos und können vom Konsumenten nicht in geändertes Verhalten umgesetzt werden. Es sind Scheinerkenntnisse ohne sinnvolle Nutzungsmöglichkeit. Betrachtet man die Anforderungen an den Menschen, insbesondere den Jugendlichen in unserer Zeit, so setzen sie Erfahrungsbildung voraus. Wesentlicher Bestandteil jeder Erfahrung ist aber die kritische Auseinandersetzung mit den Anforderungen des Alltags hier und jetzt. Die Beschäftigung mit dem eigenen Selbst unter dem Einfluß von Alkohol oder Drogen mag manchem Menschen wichtig erscheinen, ohne kritische Erkenntnisbildung anhand eigener Erfahrungen wird aber eine normale Persönlichkeitsentwicklung kaum möglich sein. Sicher ist solch eine Aufgabe lebensbegleitend, aber sie stellt sich vor allem jungen Menschen.

Nach diesen Überlegungen muß man zu dem Schluß gelangen, daß der Rausch im menschlichen Leben eher etwas Störendes als etwas Nützliches ist, eher etwas Überflüssiges als etwas Notwendiges. So notwendig wie Essen und Trinken jedenfalls scheint er nicht zu sein. Das ist wohl deutlich geworden.

Soziale Bedürfnisse

Aber Sex? Wie verhält es sich mit diesem Vergleich? Nur wenige Menschen betrachten Sexualität als ein Mittel zur Fortpflanzung. Die weitaus überwiegende Zahl der Menschen sieht in der Sexualität vielmehr eine lustvolle Form der Triebbefriedigung, einen in seinem Kern fröhlich-erregenden und dann schließlich entspannenden Vorgang.

Ist Sexualität durch eine Art Rechtstitel abgesichert? Nein, weil es einer solchen Absicherung etwa im Grundgesetz nicht bedarf. Fragt man nach den Gründen hierfür, so stößt man schnell auf den Umstand, daß es sich um einen Bereich handelt, in dem Trieb und Liebe, eigenes Erleben und partnerschaftliche Hingebung innig miteinander verknüpft sind. Sexualität und Liebe sind fast immer auf den Partner hin ausgerichtet, und das gilt auch bei Varianten, die etwa mit Fortpflanzung nichts zu tun haben. Liebe und Sexualität sind Verhaltensweisen, die zu den größten Kulturleistungen der Menschen gehören und die vom Menschsein in seinem Kern nicht weggedacht werden können. Liebe und Sexualität sind damit sozial ausgerichtete Grundbedürfnisse von hohem Rang. Die Partnerbeziehung wird deshalb in den ältesten Kulturdokumenten der Menschheit als herausgehobene Eigenart menschlichen Wesens beschrieben.

Für den Rausch gilt diese Einordnung in die Wertewelt der Menschen nicht. Sein Stellenwert ist zwar in verschiedenen Kulturkreisen unterschiedlich gewichtet und war im Orient zu bestimmten Zeiten vielleicht höher eingeschätzt als in Europa, aber als Teil des »Humanissimum«, also des allermenschlichsten Zentralbereichs, hat man ihn nirgendwo und niemals betrachtet. Das hängt sicher mit seinem Mangel an sozialem Gehalt zusammen. Ohne die Bedeutung gerade derjenigen Merkmale und Verhaltensweisen niedrig einzuschätzen, die dem einzelnen Menschen innewohnen, muß doch gesagt werden, daß die Entwicklungsgeschichte der menschlichen Kultur in Richtung einer immer stärkeren Betonung und Bewertung sozialer, also auf Partner und Gemeinschaft hin ausgerichteter Verhaltensweisen und Wertvorstellungen verläuft. Wir sehen den Menschen als ein soziales Wesen. Daß wir dabei seine ganz persönlichen, einmaligen Eigenarten zu achten und zu fördern haben, ist wichtiges Anliegen jeder ausgewogenen Erziehung. Aber es ist überhaupt keine Frage, daß die soziale Seite des Menschseins gerade in der heutigen Zeit unserer ganz besonderen Aufmerksamkeit bedarf und mit besonderer Energie von seiten des Gemeinwesens vorangetrieben werden muß.

Die Beurteilung des Bundesverfassungsgerichts

Daß der Rausch in diese die sozialen Belange betonenden Wertvorstellungen nicht hineinpaßt, ist deutlich geworden. Daß also die Gemeinschaft keinen Grund hat, etwa über die Gesetzgebung, die Rechtsprechung oder die Erziehung den besonderen Schutz des Rausches zu betreiben, folgt unmittelbar daraus. Daß also der Raum für ein Recht auf Rausch nur sehr begrenzt ist, kann keine Frage sein. Der einzelne wird sich vor allem wegen des fehlenden »Sozialgehaltes« des Rausches ganz allein mit der Entscheidung auseinandersetzen müssen, ob er sich berauschen will oder nicht. Verboten ist das Sich-Berauschen im Normalfall nicht. Aber besonderen Schutz wird der Rausch wohl auch in Zukunft nicht genießen, und ein Recht auf Rausch zu schaffen, dafür stehen die Zeichen schlecht.

Das Bundesverfassungsgericht hält nämlich wenig vom Recht auf Rausch. In seinem Beschluß vom 09.03.1994, vielfach als »Haschischurteil« bezeichnet, ist es jedenfalls zu der Feststellung gelangt, daß es ein solches Recht auf Rausch nicht gebe, weil das Sich-Berauschen nicht zu einem Bereich freier Persönlichkeitsentfaltung gehöre, der durch das Grundgesetz Artikel 2 Abs. 1 gedeckt sei.

Im übrigen stützt sich das Verfassungsgericht in seiner Beurteilung auf die Gefährlichkeit des Cannabiskonsums: »Obwohl sich die von Cannabisprodukten ausgehenden Gesundheitsgefahren aus heutiger Sicht als geringer darstellen als der Gesetzgeber bei Erlaß des Gesetzes angenommen hat, verbleiben dennoch auch nach dem jetzigen Erkenntnisstand nicht unbeträchtliche Gefahren und Risiken, so daß die Gesamtkonzeption des Gesetzes in bezug auf Cannabisprodukte auch weiterhin vor der Verfassung Bestand hat«.

Zur Begründung führt das Gericht die Entstehung psychischer Abhängigkeit bei längerdauerndem Konsum an, ferner von Verhaltensstörungen, Lethargie, Gleichgültigkeit, Angstgefühlen, Realitätsverlust und Depressionen. Bei Dauerkonsum höherer Dosen könne es sogar zur Ausbildung eines amotivationalen Syndroms (Motivationsmangelzustand, AMS) kommen.

Zu der Forderung der Lübecker Richter nach Gleichbehandlung verschiedener Drogen und des Alkohols führt das Gericht aus, der Gleichheitssatz gebiete nicht, »alle potentiell gleich schädlichen Drogen gleichermaßen zu verbieten oder zuzulassen«. Es sei legitim, wenn der Umgang mit Alkohol und Nikotin anders geregelt werde als der Umgang mit Cannabis. Die staatliche Schutzpflicht werde in ihr Gegenteil verkehrt, wenn man vom Gesetzgeber fordere, den unerlaubten Umgang mit Cannabis nur deshalb nicht unter Strafe zu stellen, weil andere, nicht dem Betäubungsmittelgesetz unterstellte Rauschmittel unter Umständen größere gesundheitliche Gefahren bewirken könnten.

Abschließend kommt das höchste deutsche Gericht zu dem Schluß, das Cannabisverbot verstoße nicht gegen die Verfassung, und die Betäubungsmittelgesetzgebung habe vor der Verfassung Bestand. Zwar müsse man nicht den Umgang mit kleinsten Mengen Cannabis zum Eigenbedarf strafrechtlich verfolgen, verboten bleibe er aber trotzdem. Hier schließt sich das Gericht der bereits bestehenden Strafverfolgungs- (oder Einstellungs-)praxis an und verlangt lediglich eine bundesweite Vereinheitlichung der Rechtspraxis. Diese Forderung wurde von interessierten Kreisen als eine Art Freigabe des Cannabiskonsums aufgefaßt, was aber dem Wortlaut des Beschlusses und dem Willen des Gerichts nicht entspricht.

Kapitel 5

Wie sollen wir mit dem Drogenproblem umgehen?

Nachdem wir im vorstehenden Abschnitt versucht haben zu begründen, warum Drogenkonsum nicht einfach als eine Art abweichenden Verhaltens aufzufassen ist, mit dem man sich auch gut und gerne einverstanden erklären kann, wollen wir nun überlegen, was zu tun ist. Die Bewältigung eines Problems sollte stets zunächst gedanklich erfolgen, damit man einen Plan entwerfen kann, der danach in einem weiteren Schritt zielstrebig in die Tat umzusetzen ist. Im vorstehenden Teil unserer Ausführungen haben wir versucht, die Voraussetzungen zur gedanklichen Auseinandersetzung mit dem Drogenproblem zu schaffen oder – wo sie schon vorhanden waren – nochmals zu ordnen.

Wesentliche Voraussetzung zur Bewältigung einer Problemstellung ist die Information über den zugrundeliegenden Sachverhalt. Um hier von sicheren Fakten ausgehen zu können, haben wir den ersten Abschnitt vorangestellt, in dem die Wirkungen der einzelnen Drogen zu finden sind. Danach haben wir versucht zu begründen, warum Drogenkonsum nicht einfach zu akzeptieren ist. Der dritte Schritt liegt nun vor uns: Was sollen wir tun?

Warum Jugendliche Drogen nehmen

Wir haben zunächst festgestellt, daß Drogenkonsum ganz allgemein schädlich ist, und zwar vor allem für die Gesundheit der Konsumenten, aber auch deswegen, weil er die Vielzahl normalerweise zur Verfügung stehenden Möglichkeiten zur Entwicklung und Entfaltung, Selbstverwirklichung und angemessenen Lebensführung in der Gemeinschaft einschränkt. Nun müssen wir uns die Frage vorlegen, warum denn der Drogenkonsum einen so starken Reiz vor allem auf jüngere Menschen ausübt und warum eine große Zahl gegen alle vernunftgeleiteten Erkenntnisse Drogen tatsächlich konsumiert.

Welche Gründe gibt es also für Drogenkonsum? Die häufigste Antwort, die Drogenkonsumenten auf die Frage geben, warum sie eigentlich zum ersten Mal Drogen probiert hätten, lautet: aus **Neugier**. Das ist nicht erstaunlich, denn Kinder und heranwachsende Jugendliche tun vieles aus Neugier und probieren vieles zum ersten Mal aus, weil es sie interessiert, weil sie davon gehört haben oder weil es sie reizt, ihre Experimentierfreude walten zu lassen. Ihre Phantasie beflügelt sie dabei; sie stellen sich vor, neue Erfahrungen zu machen, auf denen sie aufbauen können. Sie wollen ihr Leben durch neue Kenntnisse bereichern, ihre Fähigkeiten dadurch erweitern und ihre eigene Rolle in der Gruppe Gleichaltriger festigen oder ausbauen.

Dabei gewinnt die Gruppe, in der sich die Jugendlichen befinden, mehr und mehr Einfluß auf das Verhalten des einzelnen Gruppenmitglieds. Sei es der Klassenverband, die Gruppe von Freunden aus dem Verein, aus der Nachbarschaft oder der weiteren Familie: Sie alle prägen das Verhalten des Jugendlichen mit, geben Anstöße, setzen Ziele und Maßstäbe. Da sich der einzelne den Anforderungen der Gruppe nicht entziehen kann, sprechen wir auch von **Gruppendruck**, der auf die Mitglieder ausgeübt wird. Die Gruppe ist der Ort, an dem sich die Jugendlichen längere Zeit am Tag aufhalten. Auf die Gruppe kann ein Mitglied nur verzichten, wenn es bereit ist, sich außerhalb der Gruppe seinen Weg zu suchen, meist allein. Das scheuen die meisten Jugendlichen, und so übernehmen sie in ihrem Bestreben nach Anpassung lieber die Ziele, Verhaltensweisen und Anforderungen der Gruppe. Es ist also nicht der Wunsch nach dem Anderssein, sondern das Bedürfnis, sich anzupassen, der Jugendliche auf diese Weise auch zum Drogenkonsum bringen kann. **Anpassung an die Gruppe** und die dort üblichen Verhaltensweisen sind ein häufig genannter Ausgangspunkt für Drogenkonsum.

Die **Angst vor dem Alleinsein** bestimmt so nachhaltig das Verhalten einer großen Zahl von Menschen, daß auch erkennbare Risiken bei ihrer Überwindung in Kauf genommen werden. Da Drogenkonsum aber in der Einschätzung vieler, vor allem junger Menschen nicht unbedingt von vornherein negativ besetzt ist, sind es nicht selten solche Angstgefühle, die dem Ausprobieren von Drogenwirkungen den Weg ebnen. Hinzu kommt, daß manche Drogen auch angst- und spannungslösend wirken. Erinnern Sie sich an die beschriebenen Wirkungen von Haschisch, aber auch von Heroin. Das liefert dann die Bestätigung dafür, daß der Konsum solcher Drogen als durchaus sinnvoll erlebt wird. Negative Nebenwirkungen müssen ja auch zunächst nicht in Erscheinung treten, so daß sich die Jugendlichen in ihrem Verhalten erst einmal bestätigt fühlen.

Es sind zahlreiche Überlegungen angestellt worden, welche Motive Jugendliche zum Drogenkonsum verleiten. In diesem Zusammenhang hat man immer wieder auf das **Fluchtmotiv** hingewiesen, das in vielen Fällen den Ausgangspunkt auch für den Mißbrauch von Alkohol und Beruhigungsmitteln darstellt: Die Menschen versuchen, durch die Drogen- oder Alkoholwirkungen die Sorgen und Probleme des Alltags zu überdecken, unsichtbar zu machen, sie nicht mehr zu fühlen und sie aus dem Blickfeld zu verdrängen. Verdrängung ist eine Form der Abwehr unangenehm erlebter Einwirkungen und Erlebnisse. *Verdrängung von Problemen* macht ihre Lösung und Erledigung zunächst einmal überflüssig und ist ein leicht begehbarer Weg. Die Flucht aus der Wirklichkeit in die Welt des Traums oder des Rausches wird häufig dann angetreten, wenn das *Gefühl der Überforderung* das Verhalten wesentlich mitbestimmt. Tritt ein *Mangel an Selbstvertrauen* hinzu, so bildet Alkohol- und Drogenkonsum ein einfach zu handhabendes Mittel zum Ausgleich inneren Ungleichgewichts, das als solches schwer zu ertragen ist.

Wo liegen weitere Ausgangsbedingungen für Drogenkonsum? Werfen wir doch ruhig einen Blick auf unsere **Freizeitgestaltung**! Können wir die uns zur Verfügung stehende Zeit mit sinnvoller Betätigung ausfüllen? Dient sie der Entspannung? Bildet sie einen Ausgleich für den leistungsbetonten Teil des Tages oder der Woche? Oder wird sie vertan, vertrödelt, mit leerem Konsumverhalten ausgefüllt? Die Zahl der Stunden, die von Kindern, Jugendlichen, aber auch Erwachsenen täglich vor dem Fernsehschirm verbracht wird, beträgt im Durchschnitt der deutschen Bevölkerung viele Stunden. Sport und Spiel, Lesen und Gestalten, künstlerische oder handwerkliche Betätigung in der Freizeit sind für viele Menschen Fremdworte. Wo sinnvolle und sinnschaffende Freizeitgestaltung fehlt, wird Ersatz nötig. Und das kann unter anderem auch Drogenkonsum sein. Er füllt die leeren Räume aus, innen und außen, er ersetzt interessante Erlebnisse, er reizt, überwindet scheinbar die *innere Leere*, aber auch die *Reizüberflutung* des Alltags. Er entspannt, löst scheinbar die Verkrampfungen, die aus den täglichen Belastungen stammen. Wieder spielt die Gruppe mit ihren Forderungen an den einzelnen eine Rolle. Gruppenverhalten steckt an und nimmt Einfluß auf das Verhalten des einzelnen.

Gerade in diesem Zusammenhang ist auch an die Rolle zu denken, die Erwachsene, Eltern und Erzieher für Jugendliche spielen: sie prägen durch die von ihnen vermittelten Wertvorstellungen, aber auch durch ihre eigene Verhaltensweise das Verhalten und die Wertmaßstäbe der Kinder und Jugendlichen in einer Weise, die wir uns häufig selber gar nicht klarmachen. **Nachahmung** spielt in jedem Lernprozeß eine wesentliche Rolle. Damit kommt dem *Vorbildverhalten* der Älteren in der Erziehung von Kindern und Jugendlichen eine entscheidende Bedeutung zu. Bei der

Ausformung der Persönlichkeit mit den dazugehörigen Wertmaßstäben und Lebenszielen, aber auch den Vorstellungen von der eigenen Lebensführung spielen gerade Ältere eine wichtige und oft unterschätzte Rolle. Vorbild zu sein ist das Einfache, das schwer zu machen ist! Was nützt es aber, von der Schädlichkeit von Drogen/Alkohol nur zu sprechen, wie will man den Wertmaßstab »Drogenverzicht« vermitteln, wenn man selber zu den Konsumenten gehört, zum Beispiel auch von Alkohol? Wie will man glaubwürdig auftreten, wenn man Wasser predigt und selber Wein trinkt?

Auch die eigene *Partnerbeziehung* bildet einen Maßstab für die Partnerbeziehungen der Kinder und Jugendlichen. Wo sie durch ständige Konflikte überschattet ist, die zu allem Überfluß womöglich nicht einmal halbwegs offen ausgetragen oder bereinigt werden können, dort kann man von den Jugendlichen kein ausgewogenes Konfliktlösungsverhalten erwarten. Wo sollen sie es denn lernen? Statt dessen wird Ausweichverhalten einsetzen und kein Interessenausgleich angestrebt, sondern das rücksichtslose Durchsetzen der Eigeninteressen wird zur Zielvorstellung. Weil damit aber häufig Scheitern verbunden ist, kommt es immer wieder zu Mißerfolgs- und Versagenserlebnissen (Frustrationen), und die sind am leichtesten durch Ausweichen und Verdrängen anzugehen. Hier bietet sich wiederum der Konsum von Drogen an, die als zunächst geeignetes Hilfsmittel zur Verfügung stehen.

Was führt sonst noch zum Drogenkonsum? Es gibt viele weitere Möglichkeiten, die im Einzelfall eine Rolle spielen können: das **Streben nach Genußsteigerung und Lustgewinn,** nach **Vertiefung zwischenmenschlicher Beziehungen,** die nicht gelingen, weil die eigene *Kontaktschwäche* im Wege steht, aber auch das sogenannte **emanzipatorische Motiv** (Befreiungsmotiv), das den Konsum von Drogen als Akt der Befreiung aus Zwängen erscheinen läßt, die die Umwelt dem einzelnen auferlegt. Selten einmal spielt der **Protest gegen die Gesellschaft** eine Rolle beim Zustandekommen von Drogenkonsum, meist liegt aber zugleich das **Scheitern an Leistungsanforderungen** zugrunde.

Ein wichtiger Grund für den Gebrauch von Drogen sind seelische Störungen, v.a. Angstzustände, Unsicherheit, Konzentrationsstörungen, Lernschwierigkeiten, Niedergeschlagenheit, Kontakt- oder Beziehungsstörungen. Sie können im Vorfeld ernsthafter psychischer Krankheiten auftreten. Dies ist aber nicht immer sogleich festzustellen, und viele Menschen begeben sich wegen derartiger unspezifischer Beschwerden auch nicht gleich in die Behandlung eines Arztes oder Psychologen. Statt dessen werden häufig Drogen gewissermaßen als Medikamente eingesetzt, und nicht selten mag es auch zu vorübergehenden Besserungen des jeweiligen Zustandsbildes kommen, die allerdings meist nicht lange anhalten. Auf diese Weise können psychische Störungen zu Wegbereitern eines Drogenkonsums bzw. einer Abhängigkeit werden, und bei vielen Kranken mit sogenannten »Doppeldiagnosen« (Abhängigkeit und psychische Krankheit) können wir einen solchen Weg zurückverfolgen.

Die Frage, ob es bestimmte **Persönlichkeitsmerkmale** gibt, die das Risiko für Drogenkonsum erhöhen, ist noch nicht entschieden. Auch neuesten Untersuchungen zu dieser Fragestellung haben wir bisher keine eindeutige Antwort entnehmen können. So muß gerade die Frage nach der »suchtoffenen Persönlichkeit« weiter unbeantwortet bleiben. Vielfach ist diese Frage in Diskussionen gestellt worden, weil eine definitive Antwort darauf vielen Menschen einleuchten würde. In eine Abhängigkeit von suchterzeugenden Stoffen zu geraten, bleibt ein Risiko, das jeden einzelnen von uns treffen kann.

Welche Faktoren vor Drogenkonsum schützen

Wenn es die vorstehend aufgelisteten Problembereiche bzw. Motivationen oder Ausgangspunkte sind, die nicht nur Jugendliche in den Drogenkonsum führen, dann folgt daraus der Schluß, daß wir hier ansetzen müssen, wenn wir den Drogenkonsum verhindern wollen. Unlängst wurden in einem Buch für Eltern und Erzieher Risikofaktoren für Drogenmißbrauch und eine Gruppe von Schutzfaktoren gegenüber Drogenmißbrauch nebeneinandergestellt (Bühringer). Die Schutzfaktoren machen das Kind bzw. den Jugendlichen weniger anfällig für Drogenkontakte; die Risikofaktoren stehen auf der Gegenseite. Diesem Modell liegt die Vorstellung zugrunde, daß es gelingen müßte, Schutzfaktoren gewissermaßen wie einen Damm gegen die Flut von Risikofaktoren aufzubauen.

Manche Risikofaktoren sind schwer direkt zu beeinflussen: Vererbung beispielsweise oder Verfügbarkeit von Drogen. Was wir von unseren Vorfahren erben, können wir uns nicht aussuchen; und daß Drogen überall angeboten werden, können wir zunächst einmal nicht ändern. Andere Faktoren kann man beeinflussen, z.B. Mißbrauchverhalten in der Familie, Erziehungsstile oder den Freundeskreis, mit dem man Umgang pflegt. Aber es gibt Schutzfaktoren, die hier nochmals erwähnt sind:

- die Fähigkeit, Belastungen zu verarbeiten,
- Selbstvertrauen und Selbstsicherheit,
- die Fähigkeit zur Kommunikation und
- die Fähigkeit zum kritischen Umgang mit dem allgegenwärtigen Drogenangebot.

Das sind klare Worte und wohldefinierte Ziele, an denen sich die Erziehung von Kindern und Jugendlichen ausrichten kann. Neu ist das nicht, und das wurde dem Autor auch prompt in der Besprechung seines Buches in einer Fachzeitschrift für Suchtfragen vorgehalten. Aber gesagt werden solche selbstverständlichen Dinge selten; und wer die Lage vieler Eltern und Erzieher kennt, die oft durch Überforderung und Hilflosigkeit gekennzeichnet ist, der weiß solche Handlungsanweisungen zu schätzen, auch wenn sie nicht ganz neu sind.

Setzen wir uns mit den auf den vorangehenden Seiten genannten Gründen für Drogenkonsum auseinander, so zeigt sich, daß es zu jedem Risikofaktor auch einen passenden Schutzfaktor gibt:

Um die Neugier zu befriedigen, ist sachliche Information am besten geeignet. Sie macht Ausprobieren überflüssig. Um dem Gruppendruck standhalten zu können, braucht man Selbstbewußtsein und Selbstsicherheit. Innere Standfestigkeit kann man lernen. Anpassung an die Gruppe muß nicht zu vollständig gruppenangepaßtem Verhalten führen. Angst vor dem Alleinsein entsteht nicht, wenn man gelernt hat, wie man Kontakt zu anderen Menschen findet, Hemmungen abbaut, sich zutraut, auf andere zuzugehen. Angst ganz allgemein kann man überwinden, wenn man z.B. Freunde, Bekannte oder Partner hat, die einem zur Seite stehen. Wichtig sind Menschen, die einem Rat geben, an die man sich wenden kann. Flucht vor Alltagsproblemen wird überflüssig, wenn wir Wege zur Verfügung haben, wie wir mit Problemen umgehen können. Wir müssen wissen, wie wir sie aushalten oder lösen, statt sie zu verdrängen. Durch die Verdrängung werden sie nur beiseite geschoben. Sie verlieren an unmittelbarer Bedeutung, bleiben aber bestehen, drängen sich bei unpassenden Gelegenheiten wieder nach vorn und belasten uns erneut. Werden Probleme dagegen bearbeitet, so kommt es auch nicht so schnell zum Gefühl der Überforderung, weil wir unsere Kräfte stets für neue Probleme zur Verfügung halten können. Zu einem Mangel an Selbstvertrauen kommt es vor allem durch eine Erziehung, die Selbstbewußtsein und

Selbstsicherheit gar nicht erst aufkommen läßt oder systematisch unterdrückt. Selbstvertrauen soll entwickelt und gefördert werden, und gerade darauf muß jede sinnvolle Erziehung ausgerichtet sein. Selbstbewußte Menschen können sich auch mit der nötigen inneren Sicherheit entscheiden, wenn Belastungen oder Versuchungen auf sie zukommen.

Wir sehen an diesen Beispielen, daß viele typische Auslöser von Drogenkonsum entfallen, wenn Jugendliche durch Erziehung gelernt haben, mit Alltagssituationen fertigzuwerden. Dazu gehört auch der Umgang mit Gruppendruck, Angst, Sorgen und Problemen. Und schließlich gehört dazu auch, sinnentleerte Freizeit zu vermeiden. Wir müssen lernen, wie wir mit den immer größer werdenden Zeitabschnitten umgehen, die in der »Freizeitgesellschaft« auf uns alle zukommen. Innere Leere und Orientierungsmangel kommen nur dann auf, wenn wir uns nicht zu beschäftigen wissen. Sie entstehen vor allem dann, wenn wir in unserer Freizeit und im Beruf keine wirklich ausfüllenden Aufgaben zu bewältigen haben und uns statt dessen langweilen und überflüssig vorkommen. Denn dann bleibt nicht viel anderes übrig, als das Angebot der Medien und der Unterhaltungsindustrie zu nutzen und sich der Reizüberflutung durch den Konsum ihrer mehr oder weniger belanglosen Angebote hinzugeben. Wichtig ist auch, daß wir uns bewußt werden, welchen hohen Stellenwert Nachahmung bzw. Vorbildverhalten im Lern- und Erziehungsprozeß einnimmt. Wir haben darauf bereits hingewiesen. Was wir selbst tun, das werden – in gewissem Umfang – auch unsere Kinder tun. Wenn wir uns selber mit Alkohol berauschen, werden sie das später auch tun, und da ihnen außer Alkohol viele andere Rauschmittel zur Verfügung stehen, werden sie darauf zurückgreifen.

Wir haben beim Thema »Rauchen« gezeigt, daß die meisten der späteren Raucher bereits vor dem 18. Lebensjahr damit beginnen, Zigaretten zu rauchen. Der Einfluß rauchender Erziehungspersonen ist groß. Wo beide Elternteile rauchen, finden sich meist auch rauchende Kinder. Wenn dagegen die Eltern Nichtraucher sind und sich auch gegen das Rauchen aussprechen, wird unter den Kindern selten geraucht. Einen besonders starken Einfluß auf die Entstehung des Rauchens haben Freunde, die zur »Clique« gehören, aber auch Lehrer und Erzieher, die durch ihren eigenen Umgang mit Tabak das Verhalten der Kinder und Jugendlichen beeinflussen. Wo die Umgebung raucht (Eltern, Geschwister, Freunde), rauchen 93 Prozent der 15jährigen; wo keiner raucht, dagegen nur 1 Prozent der 15jährigen. Einen ähnlichen Stellenwert wie der Freundeskreis und die Familie bzw. die Erzieher hat der Partner. Das leuchtet unmittelbar ein. Zwar werden Partner selten nur nach äußerlich erkennbaren Eigenschaften ausgesucht, aber immerhin liegt in der Partnerwahl oft auch eine Entscheidung für oder gegen den Drogenkonsum.

Daß Lustgewinn und Genuß nicht nur im Konsum, sondern auch im Handeln und vor allem im erfolgreichen Handeln liegen können, klingt selbstverständlich. Trotzdem wird mit der Vorstellung vom Lustgewinn oft eine Konsumhandlung verbunden: Essen, Trinken, Sexualität oder auch Alkohol- und Drogenkonsum. Solche am passiven Konsumieren ausgerichteten Vorstellungen und gedanklichen Verbindungen sind indessen beeinflußbar, und sicher liegt auch hier ein wichtiger Erziehungsinhalt. Auch nichtmaterielle Dinge kann man genießen: eine Landschaft, einen Erfolg, eine Selbstüberwindung oder ein Gespräch. Selbstbefreiung und Protest gegen die Gesellschaft sind heute nicht mehr so oft wie in den siebziger Jahren Ausgangspunkt für Drogenkonsum. Es ist mittlerweile bekannt geworden, daß man mit klarem Kopf wirkungsvoller protestieren kann.

Die Frage, ob es eine Persönlichkeitsstruktur gibt, die die Bereitschaft zum Drogenkonsum erhöht, wird oft gestellt. Alle Untersuchungen zu diesem Thema sind bislang zu keinem abschließenden Ergebnis gelangt. Das haben wir schon weiter vorn erwähnt. Auch in diesem Zusammenhang sind es Merkmale wie innere Stabilität, Selbstsicherheit, Kontaktfähigkeit, Belastbarkeit, Fähigkeit zum Umgang mit Konflikten, die das Risiko vermindern, daß es zum Drogenkonsum kommen kann. Er wird auf diese Weise überflüssig und verliert seine Funktion. Alles, was dazu geeignet ist, müssen wir fördern, in uns selber und in unseren Kindern. Ein bekannter Drogenfachmann hat einmal in einer Diskussionsveranstaltung zur Verhütung des Drogenkonsums gesagt: Wir müssen alles herausfinden, was mehr Spaß macht als Drogen zu nehmen. Daraus ergibt sich die Faustregel:

Wer genug Freude am Leben hat, braucht keine Drogen.

Das Drogenangebot einschränken und den Drogenhandel bekämpfen

Jeder Markt wird von Angebot und Nachfrage beherrscht. Eine Einschränkung des Angebots ist im Bereich der Drogenmärkte die ergänzende Maßnahme zur Strategie der Aufklärung, die wir im vorstehenden Kapitel beschrieben haben und die dem Ziel dient, die Nachfrageseite zu beeinflussen. Wer informiert ist, braucht keine Drogen. Wenn die Nachfrage zurückgeht, wird sich der Geschäftsumfang vermindern. Der Umsatz wird kleiner werden. Die Drogenmafia wird versuchen gegenzulenken. Das kann sie vor allem durch Preisnachlässe und Verbesserung des Angebots. Es wird also entscheidend darauf ankommen, nicht nur die Nachfrageseite zu beeinflussen, sondern auch die Angebotsseite. Hierauf einzuwirken ist sicher nicht das Aufgabenfeld des Arztes, der auf die Angebotsseite wenig Einfluß hat. Höchstens dort, wo Ärzte selber Drogenangebote machen, indem sie beispielsweise leichtfertig Beruhigungsmittel verschreiben, sollte er auf seine Kollegen einwirken, und das kann vor allem durch gezielte Fortbildungsmaßnahmen im ärztlichen Kreis geschehen. Ebenso verbreitet die leichtfertige Verschreibung von kodeinhaltigen Medikamenten an Opiatsüchtige das Drogenangebot. In manchen Fällen kann auch die Vergabe von Methadon im gleichen Sinne wirken. Dies sind ein paar Möglichkeiten, wie vor allem Ärzte zu einer Verminderung des Angebots beitragen können.

Wo es um verbotene Rauschdrogen geht, sind polizeiliche Maßnahmen zur Durchsetzung der Rechtsvorschriften unumgänglich; außerdem sind die Zollvorschriften anzuwenden. Staatsanwaltschaft und Gerichte sind aufgerufen, die einschlägigen Gesetzesvorschriften anzuwenden. Immer wieder ist dabei Gegenstand der Diskussion, ob die Strafverfolgungsbehörden wirklich bei jedem gefundenen Krümel Haschisch und bei jedem einzelnen LSD-Trip oder Heroin-Hit einschreiten sollen, was ja bedeutet: Sicherstellung, Festnahme, Vernehmung, Protokoll, Akte anlegen, Zeugen vernehmen, weiterermitteln, »ausermitteln«, Weitergabe des Vorgangs an die Staatsanwaltschaft, Prüfung, ggf. Eröffnung eines Verfahrens nach Anklageerhebung, Hauptverhandlung, Rechtsmittel, nächste Instanz, bis ein rechtsgültiges Urteil gesprochen ist, ggf. Vollzug der Strafe unter Berücksichtigung der Rechtsmittel und Einspruchsmöglichkeiten, Bewährungsaufsicht, Führungsaufsicht und so weiter. Hier gibt es viele offene Fragen, zum Beispiel, ob dieser umständliche Weg, der viel Arbeitskraft bindet und viel Zeit braucht und eine Menge Geld kostet, wirklich in jedem Einzelfall kleiner Mengen zum Beispiel Haschischs beschritten werden sollte. Oder sollte dieser Weg denjenigen Fällen vorbehalten bleiben, in denen es sich »lohnt«? Sollte sich die Justiz nicht lieber auf große Delikte, auf die Händler im Hintergrund, auf das organisierte Verbrechen, die Bandenkriminalität konzentrieren? Dazu gibt es unterschiedliche Auffassungen. Die einen vertreten die Position, daß gerade die Kleinkriminalität bekämpft werden muß, um die Szene nicht ausufern zu lassen. Jeder Kleinkonsument, argumentieren sie, ist zwangsläufig auch ein Kleinhändler. Und der Drogenhandel funktioniert ohne den Endverbraucher und kleinen Händler in der Drogenszene nicht.

Andere sagen: Die Kleinen sind krank, die muß man behandeln. Man kann nicht die Kleinen hängen und die Großen laufen lassen. Kranke soll man nicht einsperren. Sie brauchen Therapie, nicht Strafe. Ihre Lage ist sowieso schon verzweiflungswürdig. Eines scheint indessen übereinstimmende Auffassung aller Beteiligten zu sein: Dem Drogenhandel ist der Kampf anzusagen. Daß dieser Kampf nicht in Kapitulation bestehen kann – indem man Drogen teilweise oder ganz freigibt –, leuchtet ein. Und über die Maßnahmen, die erforderlich sind, um den Kampf zu gewinnen, muß man sich einigen. Hier gibt es Vorschläge, darauf wollen wir an dieser Stelle im einzelnen nicht eingehen.

Es bleibt in dieser Frage die Aufgabe einer vernünftigen Grenzziehung. Was ist der Einsatz staatlicher Mittel und Kräfte wert, und wo lohnt sich dieser Einsatz nicht? Diese Grenze sollte man wohl in Zukunft höher ansetzen als bisher, bei gleichzeitiger Beibehaltung des Grundsatzes, daß Therapie vor Strafe kommen muß. Es gibt hier geeignete Vorschläge. Von Kriminalisten hört man immer wieder, daß der Drogenhandel in Deutschland besonders blühe, weil hier eine Reihe enorm günstiger Voraussetzungen gegeben sei: Deutschland ist ein Hartwährungsland, die D-Mark nach wie vor begehrtes Zahlungsmittel. Wenn dies die Angebotsseite positiv beeinflußt, so werden wir hier wohl kaum den Hebel ansetzen können. Beeinflussen ließe sich allenfalls die Geschäftspraxis der Banken, die zur Geldwäsche geradezu einlädt. Nach wie vor können bei uns auch große Geldbeträge bar eingezahlt werden, ohne daß deren Herkunft in irgendeiner Weise überprüft würde. Das ließe sich ändern.

Immer wieder wird von Vertretern einer »harten Linie« im Kampf gegen den Drogenhandel vorgebracht, unsere Gerichte seien zu milde, die vom Gesetz vorgesehenen Strafandrohungen zu niedrig und der Strafvollzug im internationalen Vergleich zu komfortabel.

Änderungen in diesem Bereich würden in Ermessensspielräume unabhängiger Richter eingreifen, härtere Bundesgesetze erfordern oder sich in die Praxis der Justizvollzugsanstalten einmischen. Ob wir auf das eine verzichten können und das andere wollen?

So bleiben die Möglichkeiten, auf die Angebotsseite einzuwirken, im wesentlichen auf polizeilich-justitielle Maßnahmen beschränkt.

Ob viel Erfolg davon zu erwarten ist, wenn man auch in der Benennung der Sachverhalte neue Begriffe einführt, ist schwer zu beurteilen. LINDLAU hat dazu geäußert, man dürfe etwas, was man verabscheue und bekämpfe, nicht mit Bezeichnungen versehen, die den Eindruck hinterlassen könnten, es schwinge so etwas wie Anerkennung oder Hochachtung mit, dadurch werde die Sache aufgewertet. Statt dessen müsse die Verachtung auch in der Bezeichnung deutlich werden. Statt »organisiertes Verbrechen« solle man zum Beispiel »Mob und Muskel« sagen, wie das anderswo bereits gang und gäbe sei. Dann hätten wir es bei den Drogenbossen, die den Handel kontrollieren und betreiben, mit dem Mob zu tun. An der Sache selbst ändert sich dadurch nichts, aber die allgemeine Einstellung ihr gegenüber könnte sich ändern.

Drogenpolitik:
Strategien zwischen Strafe und Therapie

In den letzten Jahren ist starke Bewegung in die Diskussion der Frage gekommen, welchen Weg man einschlagen soll, um das Drogenproblem wirkungsvoll anzugehen. Die Diskussion ist vor allem mit der Frage belastet, was wir unter »Drogenproblem« verstehen sollen. Manch einer meint das Haschischproblem, andere meinen das Heroin- oder das Kokainproblem. Einige meinen alle Drogen, andere wollen einzelne Drogen ausklammern, zum Beispiel das Haschisch als »weiche Droge«. Hier brauchen wir mehr Abstufungen.

Harte Drogen – weiche Drogen?
Die in der Öffentlichkeit vielfach vorgenommene Aufteilung in »harte und weiche Drogen« vernebelt eine sachgerechte Betrachtung. Das Adjektiv »weich« suggeriert Freundlichkeit, Zuwendung, angenehme Fülle, wohlige Stimmung, Geschmeidigkeit und mütterliche Güte. Es vermittelt positive Gefühle und lenkt von jeder Gefahr ab. Wer weich gebettet ist, dem geht es gut; wer weich fällt, dem geschieht kein Übel. Das Adjektiv »hart« vermittelt das Gegenteil, nämlich Gefahr und Aggressivität, Unnachsichtigkeit und abstoßende Kälte.

Den »harten« Drogen wird damit Gefährlichkeit zugeschrieben, den »weichen« dagegen Harmlosigkeit. Eine ganze Gruppe von Drogen wird also vom Ruf der Gefährlichkeit befreit, und zwar Haschisch, LSD und Designerdrogen. Über ihren Konsum braucht man sich dann keine Gedanken mehr zu machen. In den Konsumanleitungen Frankfurter und Züricher Prägung geht es dann nur noch um die zweckmäßige Anwendung und die richtige Dosierung, den geeigneten Zeitpunkt des Konsums und den »vernünftigen« Umgang mit solchen Stoffen. Über Gefährlichkeit wird da nicht mehr gesprochen. Es ist nur logisch und konsequent, daß man für diese Stoffe auch um die baldige Freigabe kämpfen muß. Auf entsprechende Initiativen kommen wir noch zu sprechen.

Mehr Abstufungen wären im übrigen auch bei den verschiedenen Problemlösungsvorschlägen vonnöten. Einige wollen eine politische Lösung, also zum Beispiel über eine einschneidende Änderung der Gesetzgebung Drogen freigeben und den Markt austrocknen, damit die »Macht der Kartelle« gebrochen werde. So ist der Vorstoß des Bundeslandes Hessen zu verstehen, der auf Freigabe von Haschisch und Abgabe von Heroin an Abhängige bei Austritt Deutschlands aus den internationalen Vertragsverpflichtungen abzielt. Man kann aber auch auf dem Standpunkt stehen, daß dies nur mit polizeilichen Maßnahmen möglich ist. Und schließlich erhebt sich die Frage, was mit den schon Betroffenen geschehen soll. Soll man sie zwangsunterbringen und zwangsbehandeln; soll man sie so lange motivieren, bis sie einsehen, daß sie eine Behandlung brauchen; oder soll das Gemeinwesen ihren Unterhalt bezahlen, ihnen Ersatzdrogen verabreichen und sie ansonsten als Randgruppe gewähren lassen, so daß die Sucht in Ruhe fortschreiten kann? An dieser Stelle taucht die Frage auf, ob die Behandlung ein medizinisches, politisches, ein soziales, psychosoziales oder was eigentlich für ein Problem ist. Wer ist für die Planung von Behandlungsmaßnahmen zuständig? Wer soll mitreden? Wer soll entscheiden? Welcher Weg ist der richtige? BÜHRINGER hat auf einer von unserer Klinik mitveranstalteten Tagung sein Erstaunen darüber geäußert, wer sich alles berufen fühle, dazu seine Meinung zu sagen und mit welcher Bandbreite von Vorschlägen man es zu tun habe.

Konkret ergeben sich folgende Fragen: Sollen wir die bisherige Strategie des Umgangs mit dem Drogenproblem fortsetzen? Oder muß sie grundlegend verändert werden in Richtung, Ziel und Durchführung? Ist unsere Strategie womöglich gescheitert, wie manche behaupten, oder ist sie nur ergänzungs- und erweiterungsbedürftig? Und dann die Kernfrage: Ist ein Leben ohne Drogen überhaupt erstrebenswert? Oder bringen Drogen vielleicht Erfahrungen, Bereicherungen, Lebensfreude, mehr Genuß, vor allem wenn man sie »richtig« konsumiert? Versuchen nicht womöglich farblose, freudlos-abstinent dahinlebende Menschen, ihre überholten Lebensprinzipien anderen aufzudrängen?

Grundregeln für ein funktionierendes Gemeinwesen

Auf politischer Ebene ist das Gemeinwesen an das Sozialstaatsgebot des Grundgesetzes gebunden: Danach hat der Staat Schaden von seinen Bürgern abzuwenden. Man denke an die Seuchenabwehr, den Umweltschutz oder an die Lebensmittel- und Arzneimittelgesetzgebung. Daß auch durch den Konsum von Betäubungsmitteln Schaden entsteht, ist unstrittig. Allein die Möglichkeit der Entstehung von Abhängigkeit als einer Krankheitsform mit massiven seelischen, sozialen, auch körperlichen Schädigungen reicht hier von medizinischer Seite als Begründung für ein Drogenverbot aus, ganz abgesehen von Vergiftungen und Psychosen bei einigen Drogen.

Ein zweites politisches Argument kommt hinzu: Gewisse Grundregeln braucht das Gemeinwesen, wenn es funktionieren soll. Die Rechte des einzelnen enden dort, wo die Rechte des anderen beginnen. Drogenkonsum kann aber nur dort stattfinden, wo die Konsumenten den Stoff an andere weitergeben. Sie stecken gewissermaßen ihre Umgebung an. Ausweichverhalten als der bequemste Weg des Umgangs mit Problemen ist immer verführerisch. Aufgabe des Gemeinwesens ist es, besonders jüngeren und gefährdeten Menschen eigene, selbstverantwortete Problemlösungen zu garantieren. Sie haben ein Recht darauf, vor einer Gruppe sich selbst und andere gefährdender Menschen in Schutz genommen zu werden. Das Gemeinwesen muß zwar dulden, daß der einzelne sich durch unvernünftiges Verhalten schädigt; es muß aber nicht dulden, daß dadurch auch andere geschädigt werden. Die Rechte des einzelnen sind durch die der anderen begrenzt. Es ist also klar, daß der Staat hier eine Aufgabe hat. Diese Aufgabe kann er nur mit *politischen* Mitteln lösen. Auf dem Gebiet der Drogenpolitik haben wir die Wahl zwischen

1. **Pönalisierung**: Ausbau der Strafandrohungen gegenüber dem Umgang mit Drogen;
2. **Liberalisierung**: z.B. Prinzip »Therapie vor Strafe«;
3. **Entpönalisierung**: »Absehen von Strafe«;
4. **Entkriminalisierung**: Herabstufung einer Straftat zur Ordnungswidrigkeit, also in die Kategorie etwa des Falschparkens;
5. **Legalisierung**: Gebrauch von Drogen und jeder Zugang zu ihnen sind legal, also rechtlich erlaubt, etwa wie beim Alkohol.

In Deutschland haben wir uns bisher für den mittleren Weg einer verhältnismäßig großzügigen Handhabung der Drogenproblematik entschieden. Dabei halten wir nach wie vor daran fest, daß *Drogen* in diesem Sinne diejenigen Stoffe sind, die in den Anlagen zum Betäubungsmittelgesetz aufgeführt sind. Hier finden wir Cannabis ebenso wie Meskalin, Morphin, LSD und Kokain, daneben eine Vielzahl anderer Stoffe. Der Umgang mit Drogen im weitesten Sinne ist danach bei uns verboten. Wer dagegen verstößt, muß nach geltendem Recht mit Strafe rechnen. Zugleich gilt aber das Prinzip »Therapie vor Strafe« für abhängige Straftäter, und in vielen Fällen kann von Strafe abgesehen werden. Da die Straftäter meist Abhängige sind, entsteht ein neues Problem: Wie steht es mit deren Verantwortlichkeit für den Konsum? Und soll man Abhängige, also Kranke, wirklich bestrafen? Hier geht der Gesetzgeber auch im Strafrecht einen Mittelweg und entscheidet sich für eine liberale Drogenpolitik. Er gibt der *Therapie* bei Abhängigkeit den Vorzug. Therapie ist daher das wichtigste Verfahren der Steuerung im Umgang mit der schon bestehenden Drogenabhängigkeit.

Die Therapie und ihre Ziele

Was ist nun unter Therapie zu verstehen? Das ist bislang immer klar definiert gewesen: Therapie ist stets eine gezielte, erfolgversprechende und kontrollierbare Maßnahme zur Beseitigung einer Krankheit. Welche Therapie wenden wir bei der Drogenabhängigkeit als Regelbehandlung an? Dies ist gleichfalls klar definiert: Grundlage der Therapie ist die Drogenfreiheit, Ziel der Behandlung hingegen sind die soziale Selbstverfügbarkeit und der Wiedergewinn der Fähigkeit zu eigenverantwortlichem selbständigem Leben mit bestmöglicher Einordnung in die Gemeinschaft. Die Therapie der Drogenabhängigkeit umfaßt drei Verfahrensweisen:

1. Die medikamentöse Therapie (v.a. in der Entgiftungsphase)
2. die Psychotherapie (v.a. Verhaltens- und Gesprächstherapie wegen ihrer unkomplizierten Erlernbarkeit, daneben übende und entspannende Verfahren, z.B. autogenes Training)
3. die Soziotherapie (traditionelle Sozialarbeit)

Die Behandlung Drogenabhängiger erfolgt innerhalb eines Therapieverbundes, der aus Entgiftung und Entwöhnung besteht (siehe Seite 125 f.). Von entscheidender Bedeutung ist die *Entwöhnungsphase*. Hier streben wir folgende *Therapieziele* an, nämlich im einzelnen die Fähigkeit,

- ohne Drogenkonsum zu leben;
- zu kritischer Selbsteinschätzung des eigenen Verhaltens und der eigenen Person zu gelangen;
- mit eigenen und fremden Dingen verantwortlich umgehen zu können, also zu sozialer Verantwortung zu finden;
- sich kritisch mit der Wirklichkeit auseinanderzusetzen und
- zu einer Überwindung der Kluft zwischen Anspruch und tatsächlichen Fähigkeiten zu gelangen.

Diese Ziele erreichen wir in speziellen Einrichtungen, die es heute flächendeckend in Deutschland gibt. Sie sind an unterschiedlichen Verfahrensweisen ausgerichtet, haben aber insgesamt folgende Gemeinsamkeiten, etwa

- das Prinzip der Drogenfreiheit als Grundlage der Therapie;
- die strenge Regelung des Tagesablaufs;
- den bevorzugten Einsatz von Gruppentechniken;
- die Gliederung nach einem Stufenprinzip je nach Therapiefortschritt;
- die laufende Kontrolle des Behandlungsfortschritts;
- den Aufbau drogenfreier Aktivitäten und Kontakte;
- die Abkehr vom Lust-Unlust-Prinzip;
- die Hinwendung zum Leistungsprinzip;
- den Ersatz des Drogenkonsums durch sinnvolle Lebensinhalte;
- die Förderung der Nachreifung und Weiterentwicklung der Persönlichkeit.

Die Ergebnisse dieser drogenfreien Langzeitprogramme sind unterschiedlich: in den USA zwischen 20 und 40 Prozent und in Mitteleuropa zwischen 23 und 43 Prozent Drogenfreiheit nach einem unterschiedlich langen Untersuchungszeitraum. Verläßliche Nachuntersuchungen in Deutschland an großen Gruppen Abhängiger haben ähnliche Zahlen ergeben (Bühringer). Damit kann man sicher nicht zufrieden sein. Der Anteil derer, die in den Einrichtungen die Therapie annehmen, und der Erfolg der drogenfreien Langzeitprogramme müssen weiter verbessert werden. Andererseits zeigen diese Zahlen deutlich, daß die Behandlungsergebnisse auch in Deutschland gar nicht so schlecht sind, wie vielfach behauptet worden ist.

Was Methadonprogramme leisten und was nicht

An Kritik an dieser therapeutischen Vorgehensweise hat es trotzdem nicht gefehlt. Vor allem der Umstand, daß eine hundertprozentige Heilung Opiatsüchtiger auf Anhieb nicht möglich und mit einer durchaus beachtlichen Rückfallquote zu rechnen ist, gibt Anlaß, am Gesamterfolg der Programme zu zweifeln. Es scheint auch kleinere Gruppen von Abhängigen zu geben, die mit dem Angebot einer drogenfreien Langzeittherapie nicht zu erreichen sind, weil sie diesen Weg ablehnen, aus welchen Gründen auch immer. Was soll nun mit diesen Therapieunwilligen geschehen, auch mit den Therapieresistenten (denen die Behandlung nicht hilft), mit den Rückfälligen? Was mit denen, die zwar vom Heroin weg wollen, es aber nicht schaffen, was mit jenen, die erst in acht Wochen einen Therapieplatz haben? Was schließlich mit einer Gruppe von Patienten, die von Opiaten abhängig bleiben wollen, aber von der Drogenszene gleichwohl wegstreben? Für diese Gruppen von Abhängigen wird in letzter Zeit immer stärker die *Methadonsubstitution* propagiert. Warum ist der Ruf nach Methadon gerade *jetzt* so laut? Dafür sind verschiedene Gründe zu nennen:

- die Zunahme der Drogentoten in den vergangenen Jahren;
- die Ausbreitung harter Drogen und offener Drogenszenen in den Großstädten;
- die Ausbreitung der HIV-Problematik;
- der mangelhafte Fortbildungsstand vieler Ärzte und die verbreitete Unkenntnis therapeutischer Grundsätze und Ergebnisse in der Öffentlichkeit;
- weil der Öffentlichkeit eingeredet wird, die bisherigen Behandlungsstrategien seien gescheitert.

Manchem gilt die Vergabe der Ersatzdroge Methadon als eine Art Lösung des Drogenproblems auf einfache und zugleich elegante Weise. Sie ist auch preiswert und leicht zu bewerkstelligen. Dabei wird häufig übersehen, daß es auch eine große Gruppe Süchtiger gibt, die Substitution (Ersatzdrogeneinnahme) ablehnt. Hier stellen sich dann neue Fragen. Aber im Grunde soll, so die Forderung, der Eingang zur Vergabe von Methadon weit geöffnet werden, die Maßnahme soll so weitgreifend wie nur möglich begründet werden. Vor derartigen Ausweitungen des Zugangs kann nur gewarnt werden. Sie sind nach kurzer Zeit der Spielball widerstreitender Interessengruppen. Psychosoziale Indikationen (Zugangswege) verkommen schnell zu Maßstäben, die mit Wert- oder Unwertvorstellungen aufgeladen werden. Dadurch sind sie bald nicht mehr anhand vernunftgeleiteter, erfahrungswissenschaftlich zu begründender Maßstäbe zu beschreiben, sondern durch Maßstäbe aus dem Bereich der Wünsche und Gesinnungen. Die zu treffenden Entscheidungen sind bei solcher Umgestaltung der Zugangswege mit stärkerer Unsicherheit belastet als zuvor bei der Anwendung regelwissenschaftlich begründeter Maßstäbe.

Wer soll Methadon bekommen?

Wem man die Forderung nach Drogenfreiheit als Grundlage der Therapie nicht glaubt zumuten zu können bzw. wer nicht glaubt, eine Therapie durchstehen zu können oder Therapie überhaupt ablehnt, für den sind in den Augen vieler Politiker und Funktionäre Ersatzdrogenprogramme gedacht. Es mag in der Tat eine kleine Gruppe Abhängiger geben, die keiner Behandlung mehr zugänglich ist. Sie zu erhalten und nicht verkommen zu lassen, ist auch eine medizinische Aufgabe, in erster Linie freilich eine soziale Herausforderung oder ein Appell an die Menschlichkeit. Es wird aber daraus klar, daß nicht die eigentliche Großgruppe der Drogenabhängigen der Ansprechpartner für diese Art von Maßnahme ist, sondern eine Randgruppe von Süchtigen, die mit den üblichen therapeutischen Maßnahmen zunächst nicht zu erreichen ist.

Das ist der eigentliche und auch mit allen Einschränkungen sinnvoll zu nennende Ausgangspunkt für Methadonprogramme. Es ist nie daran gedacht gewesen, Methadon flächendeckend über die Großgruppe Drogenabhängiger zu verteilen, sondern stets nur daran, die nicht Behandelbaren vorübergehend zu erhalten. DOLE und NYSWANDER, die das Methadon erstmals als Ersatzdroge anwendeten, wollten vor allem die Beschaffungskriminalität in den amerikanischen Großstädten reduzieren. Heute wird da und dort so getan, als gebe es zwei Wege der Behandlung, nämlich den drogenfreien und den sogenannten *medikamentengestützten* Weg. Das ist nicht richtig. Methadonvergabe kann nicht in Konkurrenz zur drogenfreien Langzeitbehandlung treten, weil Drogen*therapie* die Drogenfreiheit erfordert und weil die Vergleichbarkeit beider Verfahrensweisen nicht gegeben ist. Nur für die kleine Gruppe derer, die nicht ohne Drogen auskommen können, kommt die Methadonvergabe in Betracht. Bei ihnen geht man von der Therapie ab und wendet sich der Substitution (Vergabe von Ersatzdrogen) zu, wohl wissend, daß es eine suchtverlängernde Maßnahme ist, aber unter Umständen auch eine lebensverlängernde. Nur unter diesem Gesichtspunkt kann auch überhaupt ernsthaft diskutiert werden, ob solche Programme grundsätzlich in Betracht kommen.

Nun könnte man natürlich einwenden, daß durch Methadonsubstitution der Weg zu drogenfreier Langzeittherapie geebnet wird. Davon haben wir uns bisher nicht überzeugen können. Motivierte Suchtpatienten können auch von vornherein in eine drogenfreie Behandlung eingegliedert werden. Und die Einzelfälle, in denen Methadonpatienten zu motivierten drogenfreien Langzeitpatienten wurden, dürften sehr selten sein. In dem Bericht über die Ergebnisse des nordrhein-westfälischen Programms, das über 5 Jahre von 1988–1992 betrieben und ausgewertet wurde, konnte man von insgesamt 247 Teilnehmern 68 genauer auswerten, die sich nach mindestens 2 Jahren Substitutionsdauer am Stichtag noch im Programm befanden. Weitere 24 Abhängige waren nach 2 Jahren Substitution »erfolglos« ausgeschieden und in die Drogenszene zurückgekehrt. Von 74 weiteren Abbrechern waren 8 verstorben, 7 hatten abstinent (drogenfrei) das Programm verlassen, und einer war in eine drogenfreie Therapie übergewechselt. Über das Schicksal der 7 drogenfreien Abbrecher ist nichts Näheres bekannt. Das nordrhein-westfälische Experiment lehrt, daß man im Bereich der Therapie der Drogenabhängigkeit eben in besonderem Maße unterscheiden muß zwischen Wunsch und Wirklichkeit, zwischen Absicht und tatsächlichem Ergebnis, um die Dinge zutreffend beurteilen zu können.

Maßstäbe für die Bewertung von Methadonprogrammen

Zur Bewertung der Methadonprogramme können übrigens nicht die gleichen Maßstäbe wie bei den drogenfreien stationären Langzeitprogrammen dienen. Während hier auf der Grundlage von Drogenabstinenz soziale Selbständigkeit sowie eine umfassende Wiedereingliederung angestrebt wird, geht es dort um Ergebnisse wie Verbleib im Programm, Verringerung des »Beikonsums«, Abbau der Kriminalität, Aufhalten der gesundheitlichen und sozialen Verelendung. Die mittlerweile in den westlichen Ländern gemachten Erfahrungen verdeutlichen uns, daß Substitution nur für einen kleinen Teil der Heroinabhängigen in Frage kommt, nicht jedoch für die Masse der Süchtigen in der Drogenszene, die mehrfach abhängig sind, und nicht für diejenigen, die Substitution genauso ablehnen wie Therapie. Großangelegte Nachuntersuchungen in den USA zeigen die mangelnde Vergleichbarkeit von Substitutionsprogrammen mit drogenfreien Langzeitprogrammen, was die dauerhafte Drogenfreiheit angeht. Abstinenz als Erfolgskriterium bei einer Nachuntersuchung gibt es bei Methadonsubstitution naturgemäß nicht. Das Problem des intravenösen »Beikonsums« von Opiaten bleibt bestehen, weil in der programmüblichen Dosierung der Opiathunger nicht vollständig unterdrückt wird.

Im Hinblick auf Erwerbstätigkeit, Gesundheitszustand und Verzicht auf kriminelle Handlungen gab es hingegen Verbesserungen. Die »Haltequote« (Verbleib) in den Programmen ist unterschiedlich hoch; sie betrug in New York bei 50 000 methadonsubstituierten Süchtigen im ersten Jahr 65 %, in den ersten drei Jahren dagegen nur 35 %. Bei der nordrhein-westfälischen Erprobungsstudie betrug die Haltequote nach sechs Monaten 90 %, nach zwei Jahren 76 % und nach drei Jahren noch 62 %. Die im Programm verbliebenen Abhängigen verbesserten ihre Arbeitsfähigkeit: 61 % hatten ein festes Arbeitsverhältnis. Selbst wenn es nicht gelingt, die Abhängigen vom Suchtmittel zu befreien, kann die Methadon-Substitution offenbar eine kleine Gruppe verhältnismäßig weit abgestiegener und bezüglich des zukünftigen Verlaufs ungünstig zu beurteilender Heroinsüchtiger danach zumindest vorübergehend vor weiterem Elend bewahren, und auch dies ist im Einzelfall sicher ein Erfolg.

Zum Schluß stellt sich die Frage: Was können Methadonprogramme leisten und was nicht?

Das können Methadonprogramme leisten:

- bei einer Randgruppe Süchtiger die weitere Verelendung/Verwahrlosung aufhalten;
- eine kleine Gruppe vor dem Tode bewahren;
- einzelne gesundheitliche und soziale Störungen im Einzelfall verbessern;
- AIDS-kranken Drogenabhängigen im Endstadium helfen;
- in Einzelfällen das Ausmaß der Beschaffungskriminalität und -prostitution vermindern;
- Heroinsüchtigen mit definierten lebensbedrohenden Erkrankungen das Leben erleichtern.

Das können Methadonprogramme *nicht* leisten:

- Sie verhindern nicht die HIV-Infektion, da der »Beikonsum« (Heroin, Haschisch, Alkohol, Weckmittel, Beruhigungs- und Schlafmittel) in allen bekannten Programmen hoch ist und mithin nebenher gespritzt wird.
- Sie verhindern nicht die Beschaffungskriminalität, wie jüngste Untersuchungen in Amsterdam zeigen, weil nebenher Beschaffungsnotwendigkeiten bestehen, um den Beikonsum sicherzustellen.

- Sie verhindern nicht den Tod Abhängiger, wie die Prognos-Untersuchungen in Nordrhein-Westfalen gezeigt haben.
- Sie ersetzen nicht die drogenfreie Langzeittherapie, weil sie nicht zur Abstinenz führen.
- Sie sind für unmotivierte Patienten nicht geeignet und führen selbst nur selten zur Behandlungsmotivation.
- Sie lösen das Drogenproblem auch nicht für Randgruppen, sondern sind nur als vorübergehende, suchtverlängernde Maßnahmen anzusehen und lediglich unter dem Aspekt der *Lebens*verlängerung im Einzelfall zu rechtfertigen.

Unter diesen Gesichtspunkten hat die Bundesärztekammer über ihren wissenschaftlichen Beirat dazu geraten, mit Umsicht, bei strenger Handhabung des Zugangs sowie nur innerhalb wissenschaftlich kontrollierter Programme in überschaubaren Bereichen einzelne Methadon-Substitutionsprogramme zur Erprobung einzurichten. Nur Ärzte an Einrichtungen mit besonderer Erfahrung im Umgang mit Heroinsüchtigen sollen mit der Durchführung der Programme betraut werden. Daneben soll Methadon nur für die Entgiftung in besonders schwierigen Fällen, zur kurzfristigen Überbrückung schwer beherrschbarer Entzugserscheinungen und bei Schwangeren in dem Zeitabschnitt vor, während und nach der Geburt angewandt werden, ferner bei AIDS-Kranken. Methadon soll nicht verschrieben oder etwa durch Kodein ersetzt werden.

Diese Indikationen (Anwendungsgebiete) hat der Bundesausschuß der Ärzte und Krankenkassen mit Wirkung vom 01.10.1991 übernommen und um die »Drogenabhängigkeit bei vergleichbar schweren Erkrankungen« erweitert. Eine Kommission soll das Vorliegen dieser speziellen Indikationen im Einzelfall feststellen. Eine Indikationserweiterung erfolgte 1992. Die Kassenärztliche Vereinigung (KV) geht davon ab, daß nur Ärzte in speziell geeigneten Einrichtungen die Ersatzdrogenvergabe durchführen dürfen, sondern erweitert diese Möglichkeit auf praktisch alle niedergelassenen Kassenärzte. Der gleichzeitige Konsum anderer suchterzeugender Stoffe kann zum Ausschluß aus der Methadonsubstitution führen. Die Kosten der Ersatzdrogenvergabe übernimmt die Krankenkasse. Zur Zeit finden Schulungsmaßnahmen für diejenigen Ärzte statt, die Polamidon als Ersatzdroge verordnen wollen (Polamidon ist ein Schmerzmittel, das doppelt so wirksam ist wie Methadon). Mittlerweile ist durch mehrfache Änderungen des Betäubungsmittelgesetzes die Verabreichung von Methadon erleichtert worden.

Der Mißbrauch von Kodein als Ersatzdroge

Seit Jahrzehnten nimmt im übrigen der Mißbrauch von Kodein (siehe Abb. 4, Seite 23) als Ersatzdroge ständig zu. Diese Entwicklung wird vor allem durch die Vorstellung mancher Ärzte begünstigt, sie könnten durch die Verwendung dieses Stoffs so etwas wie eine Substitution betreiben. Das Ziel solchen Verschreibungsverhaltens ist, die Beschaffung verbotener Rauschdrogen zu verhindern. Wenn der Abhängige Kodein nimmt, dann braucht er kein Heroin, ist die zugrundeliegende Überlegung. In Wirklichkeit ist aber eine wissenschaftlich nachvollziehbare Grundlage solcher Erwägungen nicht vorhanden. Zwar besteht eine chemische Verwandtschaft zwischen Kodein und Morphin sowie zwischen Heroin und Morphin, aber die Hauptwirkung des Kodeins ist eben die Unterdrückung des Hustenreizes. Aus dem Kodein wird auch Morphin im Körper freigesetzt; die Menge ist jedoch bei der üblicherweise eingenommenen Dosierung so gering, daß sie zwar zur Ausbildung einer Sucht ausreicht, in der Regel aber nicht zur Unterdrückung des Drogenhungers bei einem bereits Süchtigen. Außerdem ist auch die Wirkdauer des Kodeins viel zu gering. Es muß dreimal am Tag eingenommen werden, um einen entsprechenden Wirkspiegel aufrechtzuerhalten. Kodein erfreut sich bei manchen Ärzten auch deshalb so großer Beliebtheit, wenn es um die Verordnung an Abhängige geht, weil es nicht der Betäubungsmittelgesetzgebung unterliegt. Es kann auf einfachem Privatrezept verschrieben werden. Da die eigentlich erforderlichen riesigen Mengen aber nicht sämtlich eingenommen werden, gelangt Kodein auch in gewissem Umfang in die Drogenszene, wo es als zusätzlicher abhängigmachender Stoff gehandelt wird. Da ein Nutzen in der Verschreibung eines derartigen suchterzeugenden Stoffes nicht erkennbar ist, sehen weder die vorstehend wiedergegebenen Richtlinien der Bundesärztekammer noch der Kassenärztlichen Bundesvereinigung (KBV) noch das Bundesamt für Arzneimittel die Vergabe von Kodein, sondern nur die von Methadon als Ersatzdroge vor. Das Bundesamt für Arzneimittel hat 1992 vor der Verordnung von Dihydrocodein und Kodein ausdrücklich gewarnt. Beide Substanzen haben im übrigen identische Wirkungen, sie sind auch chemisch nur unwesentlich verschieden, verhalten sich auch in ihren pharmakologischen Eigenschaften ähnlich. Die einzelne hustenstillende Dosis liegt beim Kodein bei 20 bis 60 mg, beim Dihydrocodein (DHC) bei 10 bis 30 mg. Die zur Substitution verwendeten Dosierungen liegen um ein Vielfaches darüber.

Anfang des Jahres 1993 veröffentlichten Münchner Gerichtsmediziner eine Untersuchung über 36 Todesfälle, bei denen der Gebrauch von

Dihydrocodein (meist Remedacen) die alleinige Ursache war. In 21 weiteren Fällen war das Medikament die Begleitursache, und in 52 Fällen ist von einem »Beigebrauch« des Stoffs die Rede. In den Jahren 1990 bis 92 war die Zahl dieser dihydrocodeinbedingten Todesfälle dramatisch angestiegen. Bei dem Mittel handelt es sich um dasjenige Medikament, das im Rahmen einer Ersatzdrogenvergabe von einer Reihe von Ärzten an Opiatsüchtige verschrieben wird, gegen die Warnung von Fachleuten und des Bundesamtes für Arzneimittel, die immer wieder auf die mangelnde Eignung des Medikaments und die ihm innewohnenden Gefahren durch Überdosierung, vor allem bei Mehrfachkonsum verschiedener Suchtstoffe, hingewiesen hatten. Der Gesetzgeber hat die Kodeinvergabe an Opiatsüchtige inzwischen durch eine Änderung des BtMG erschwert.

Ein Arzt vor Gericht

In einem von uns zur Begutachtung untersuchten Fall stand ein praktischer Arzt aus München vor Gericht, der in großem Umfang Methadon und Kodein an Opiatsüchtige verschrieb. Bei der Vielzahl der von ihm mit Kodein versorgten Suchtkranken unterließ er in einigen Fällen regelmäßige Urinkontrollen auf sogenannten Beigebrauch. Darunter versteht man den Konsum von Rauschdrogen neben den verordneten Substitutionsmitteln (entweder Methadon oder Dihydrocodein). Meist handelt es sich dabei um Schlafmittel, Heroin, Weckmittel oder Cannabis. Auch Alkohol ist unter die Beigebrauchsmittel zu rechnen.

Im vorliegenden Falle vergab der Arzt regelmäßig Methadon an eine 33jährige Opiatsüchtige, die schon längere Zeit abhängig war und sich einer Entzugstherapie nicht gewachsen fühlte. Daß sie sich von einem anderen Arzt zur gleichen Zeit auch Dihydrocodeinsaft verschreiben ließ, den sie schluckweise aus der 1-Liter-Flasche nebenher trank, entging beiden Ärzten, weil sie keine Urinkontrollen durchführten. Die Patientin kam schließlich an einer Vergiftung durch beide Stoffe zu Tode (sogenannte Mischintoxikation). Der Tod der jungen Frau hätte bei besserer und sorgfältigerer Überwachung nach den Regeln der ärztlichen Kunst zweifelsfrei verhindert werden können, vor allem dann, wenn man den Versuch unternommen hätte, die Abhängige zu einer abstinenzorientierten Therapie zu motivieren.

Heroinvergabe an Heroinsüchtige

Seit etwa 1993 breitet sich unter manchen Drogentherapeuten, vor allem aber unter Politikern ein Gedanke aus, der auf elegante Weise geeignet scheint, nicht nur einer Vielzahl von Drogenabhängigen die Therapie zu »ersparen«, sondern bei breiter Anwendung auch das gesamte Heroinproblem zu lösen: die Vergabe von Heroin an Heroinsüchtige. Statt eines

Ersatzmittels sollen Heroinsüchtige den sogenannten »Originalstoff« erhalten, wenn sie das wollen und wenn andere Wege nicht gangbar erscheinen. »Heroin auf Krankenschein« hieß zunächst die Devise. Mittlerweile vermeidet man es, den Namen der Droge zu nennen, und spricht von der »Vergabe von Originalstoffen«. Der Vorteil ist angeblich die bessere »Akzeptanz«. Opiatsüchtige sind eher einverstanden, Heroin zu erhalten als Methadon oder DHC (Dihydrocodein).

Während man sich in Deutschland nur nach längerem Zögern entschlossen hat, eine solche Maßnahme zu befürworten, hat die Schweiz einen Großversuch der Vergabe von Heroin an Opiatsüchtige über drei Jahre hinweg von 1994 bis 1996 durchgeführt. Die Ergebnisse haben ihren Niederschlag in einem umfangreichen Bericht gefunden, der im Sommer 1997 veröffentlicht und anschließend viel diskutiert wurde. Vor dem Gesundheitsausschuß des Deutschen Bundestages fand im November 1997 eine sehr kontroverse Diskussion statt. Es sollte eine Stellungnahme zur Einführung entsprechender Heroinversuche in Deutschland erarbeitet werden. Während die Befürworter solcher Maßnahmen sich überwiegend aus denen zusammensetzten, die Versuche in der Schweiz durchgeführt hatten, gab es auch skeptische Stimmen, und die Kritik richtete sich vor allem gegen die verfehlte Zielgruppe, die minimalen Verbesserungen bei den Abhängigen und die insgesamt dürftigen Ergebnisse.

Unter den 1 146 an den Versuchen Beteiligten waren bei Eintritt 4 Prozent ohne Heroinkonsum, 14 Prozent konsumierten gelegentlich Heroin, mehr als 50 Prozent der Teilnehmer stammten aus Methadonprogrammen, 11 Prozent hatten nie eine Entzugsbehandlung erhalten, 50 Prozent nie eine stationäre Therapie, nur 9 Prozent waren nie substituiert worden. 57 Prozent der Teilnehmer stammten aus stabilen Wohnverhältnissen, 80 Prozent wiesen einen guten bis sehr guten gesundheitlichen Zustand auf. Man wird schwerlich behaupten können, daß dies alles Eigenschaften sind, wie sie bei Schwerstabhängigen vorzufinden sind, für die der Versuch gedacht war.

Es gab keine Kontrollgruppe, so daß nicht feststellbar war, ob die psychosoziale Betreuung oder die Heroinabgabe gewisse Wirkungen hervorgerufen hatte. Die gesundheitlichen Verbesserungen waren minimal, vermindertes Körpergewicht war zunächst bei 35 Prozent der Süchtigen vorhanden, nach Abschluß des Versuchs bei 23 Prozent, dagegen nahm das Übergewicht von 10 Prozent auf 21 Prozent zu. Der körperliche Zustand war bei 79 Prozent zu Beginn des Versuches gut, am Ende waren es 86 Prozent, die sich im gleich guten Zustand befanden. Der psychische Zustand war bei 64 Prozent der Teilnehmer gut, bei Ende des Versuchs bei

82 Prozent. Der Beikonsum von Kokain (täglich und gelegentlich) war zunächst bei 85 Prozent, lag dann aber bei 57 Prozent. Der (fast tägliche) Alkoholkonsum betraf erst 34 Prozent der Teilnehmer, dann 33 Prozent und der Cannabiskonsum blieb bei 33 Prozent stehen.

Vor allem Schwerstabhängige verließen den Versuch vor seinem Abschluß, mehr als 30 Prozent der Teilnehmer gingen in Methadonprogramme über, in abstinenzorientierte Programme gingen nur 7 Prozent der Teilnehmer, und die Todesfallrate lag mit 1 Prozent pro Jahr nicht wesentlich unter derjenigen gleichartiger Methadonprogramme.

Alles in allem ergab sich, daß die Zielgruppe »Schwerstabhängige« nur unzulänglich erreicht wurde. Heroinabgabeprogramme entziehen offenbar am ehesten den Methadonprogrammen Teilnehmer. Der Abbruch betrifft vor allem die Teilnehmer mit schlechtem Gesundheitszustand und langem Heroinkonsum, d.h. ausgerechnet die ursprüngliche Zielgruppe des Programms wird nicht im Programm gehalten. Der Rückgang der Delinquenz betrifft nur die Teilnehmer des Programms. Die allgemeine Delinquenz wird natürlich nicht beeinflußt. Das Angebot von Heroin nahm gerade 1996 in Zürich drastisch zu. Die Zahl der Todesfälle liegt nur wenig unter der von unbehandelten Drogenabhängigen. Eines der fünf Hauptziele, nämlich die Erreichung von Abstinenz, ist verfehlt worden.

Trotz aller dieser Einschränkungen sind die Ergebnisse des Heroinversuchs in der Schweiz in den deutschen Medien beinahe überschwenglich gefeiert worden. Diese überaus positive Bewertung der Heroinvergabeprogramme steht mit der Realität, wie sie sich aus dem Projektbericht ergibt, nicht in Einklang. Es entsteht der Eindruck, als ob aus dem Projektbericht nur das herausgelesen würde, was auch erwartet worden ist.

Mittlerweile hat eine Expertengruppe der Weltgesundheitsorganisation als unabhängige Kommission das Ergebnis der Heroinversuche in der Schweiz begutachtet. Ihr Urteil lautet zusammenfassend wie folgt: »Die schweizerischen Studien konnten nicht untersuchen, ob Verbesserungen des Gesundheitszustands oder der sozialen Funktion der behandelten Personen einen ursächlichen Zusammenhang mit der Heroinverschreibung als solcher hatten oder eine Folge des Behandlungsprogramms insgesamt waren ... Die Studie liefert ... keinen überzeugenden Beweis dafür, daß selbst bei wiederholtem und länger dauerndem Versagen der Methadonbehandlung die ärztliche Verschreibung von Heroin im allgemeinen zu besseren Resultaten führt als eine weitere Behandlung auf der Grundlage von Methadon.« Bei dem Projekt habe es sich mehr um eine Beobachtungsstudie ohne Vergleichsmöglichkeiten zu anderen Verfahren gehandelt. Der Zusammenhang zwischen der Verschreibung von

Heroin und der Verbesserung etwa des Gesundheitszustands oder des sozialen Status sei nicht nachzuweisen gewesen. Dieses negative Urteil der Gutachterkommission der WHO ist nun freilich der Ausgangspunkt für die Forderung in Deutschland, die Versuche zu wiederholen, diesmal allerdings die Fehler und Mängel der Schweizer Versuche zu vermeiden. Dabei geht diese Vorstellung an der wesentlichen Tatsache vorbei, daß bei jeder Form von Substitution, erst recht bei der Vergabe von Heroin an Süchtige, in Kauf genommen wird, daß die Süchtigen weiterhin mehrmals täglich Heroin spritzen und daß die Hauptkrankheit, an der sie leiden, unbeeinflußt bleibt: nämlich die Sucht. Noch nie hat einer der beteiligten Fachleute erklärt, worin der Vorteil des Heroins gegenüber dem Methadon bestehen soll, was man mit Heroin erreichen kann, was mit Methadon nicht zu erreichen wäre und ob man dem Ziel eines dauerhaften Lebens ohne Drogen auf diese Weise näher kommt. Statt dessen ist Schadensbegrenzung die Devise in diesem Zusammenhang. Dabei hat der deutsche Gesetzgeber jedenfalls in der Betäubungsmittelverschreibungsverordnung niedergelegt, daß das Ziel der Drogenfreiheit auch bei Substitutionsmaßnahmen zu beachten sei (§ 2 a BtMVV).

Wenn die Zweifel am therapeutischen Sinn einer Heroinvergabe an Heroinsüchtige schon groß sind, so wachsen sie noch, wenn das zweite Ziel der Maßnahme zur Sprache kommt: bei flächendeckender Anwendung der Maßnahme breche der Heroinmarkt zusammen, und der Drogenmafia werde ein schwerer Schlag versetzt. Denn wenn alle Süchtigen mit Heroin ausreichend versorgt seien, bedürfe es keines Schwarzmarktangebotes mehr, meinen die »Experten«. Daß diese Hoffnung trügt, beruht allein auf dem Umstand, daß die Drogenmafia sehr flexibel reagieren und statt des Heroins vermehrt andere Stoffe anbieten wird (Kokain, Designerdrogen). Wenn ein einzelnes Land seine Heroinsüchtigen selber mit Stoff versorgt, bleibt eine Vielzahl von Ländern übrig, die ausweitungsfähige Drogenmärkte aufweisen. Angebote an Nichtkonsumenten werden zu verstärktem Erstkonsum führen. Ein vermehrtes und verbilligtes Drogenangebot wird die Folge sein.

Die weiterhin bestehenden Bestrebungen, die Heroinvergabe an Heroinsüchtige im Rahmen eines »Großversuchs« auch in Deutschland zu testen, müssen mit großer Aufmerksamkeit beobachtet werden. Offenbar finden manche Experten nichts dabei, Versuche an Drogenabhängigen auszuführen. Allerdings reagieren sie gereizt bis empfindlich und betroffen, wenn man ihnen vorhält, daß es im Wesen eines jeden Versuchs liegt, sowohl positive als auch negative Wirkungen zu erzeugen. Er kann stets gelingen oder mißlingen. Daß Opiatsüchtige Versuchspersonen sein sollen, ist ein Gedanke, mit dem man sich nur schwer vertraut machen kann, weil Versuche an Menschen allein aus ethischen Gründen abzulehnen sind. Die Bedenken werden noch dadurch verstärkt, daß die Heilung der Sucht durch eine solche Maßnahme in weite Ferne rückt.

Erfolgversprechende Wege aus der Sucht

Wer Drogenabhängige aus ihrer Sucht hinausführen will, der muß sich darüber im klaren sein, daß dies ein schwerer Weg ist. Aber er ist genau beschreibbar und nicht aussichtslos. Die Ergebnisse, die mit drogenfreier Therapie erzielt werden, sind ermutigend, der eingeschlagene Weg ist erfolgversprechend. Einzelne Verfahrensweisen in der Therapie bedürfen der Verfeinerung und der Ergänzung, einzelne Abhängige brauchen spezielle Hilfsangebote, wie beispielsweise Übergangseinrichtungen und Einrichtungen mit kurzer Behandlungsdauer. Die Erprobung ambulanter Programme und Einrichtungen für Mütter mit einem Kleinkind, für Paare und Patienten mit sog. Doppeldiagnose (Abhängigkeit und Psychose) sollten wir beschleunigen. Und es kann auch einmal eine gut kontrollierte Methadonsubstitution innerhalb eines ernsthaft geführten Programms in Betracht kommen. Eine am Nutzen ausgerichtete Vorgehensweise kann im Einzelfall nicht schaden. Aber grundsätzlich besteht kein Anlaß, auf dem bisher eingeschlagenen Weg unsicher zu werden.

In diesem Zusammenhang hat Bochnik darauf hingewiesen, daß Sucht mit Menschenwürde nicht zu vereinbaren ist. Denn die Möglichkeit zu einem selbstbestimmten Leben in innerer und äußerer Freiheit geht mit Fortschreiten der Sucht mehr und mehr verloren. Menschen in einem unwürdigen Dasein zu belassen, verstößt aber gegen den ärztlichen Auftrag, dem leidenden Menschen zu helfen. Indem das Fortbestehen der Krankheit Sucht gefördert und sogar erleichtert wird, mithin die Motivation zu einer Änderung der persönlichen Lebensverhältnisse vermindert oder verzögert wird, tritt der Schutz der Menschenwürde (Artikel 1 Grundgesetz) in den Hintergrund. Dies gilt vor allem deshalb, weil eine ganze Palette von Hilfsmöglichkeiten außer acht gelassen wird, die in jedem Einzelfall zur Verfügung steht. Eine sorgfältige Betrachtung der Verhältnisse nährt im übrigen den Verdacht, daß hier die billigste Lösung gewählt wird, nicht die im Einzelfall angemessene, und daß andere sachfremde bzw. gar ordnungspolitische Erwägungen eine wichtige Rolle spielen.

Die Kapitulation vor dem Drogenproblem kann nicht der Weg sein, die Verbreitung der Volkskrankheit Sucht einzudämmen. Je stärker wir den Abhängigen das Leben erleichtern, desto geringer wird ihre Entschlußkraft zur Umkehr in Richtung Abstinenz. Umfassend versorgte Süchtige werden kaum Neigung verspüren, Anstrengungen zu unternehmen, um auf dem Weg der Therapie ihr eigenes Problem (mit fremder Hilfe und Unterstützung) zu lösen. Bei der Diskussion über die einzuschlagenden Wege im Einzelfall und in der Drogenpolitik sollten wir diese Überlegung berücksichtigen, wohl wissend, daß es stets einzelne Menschen geben wird, die dauernder Stützung bedürfen.

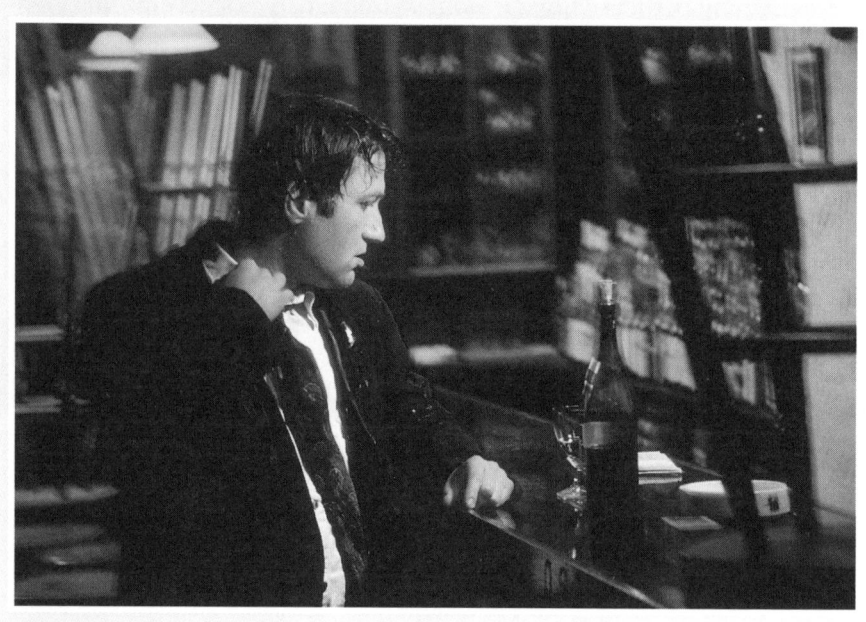

Kapitel 6

Das Problem der Drogenfreigabe (Legalisierung)

D as Jahr 1992 hat neue traurige Rekorde im Drogenbereich gebracht. Die Zahlen des BKA: 2035 Drogentote, Heroinsicherstellung: 1426 kg, Kokain: 1329 kg (1991: 942 kg, 1990: 2572 kg), Erstkonsumenten harter Drogen: 13 212 (1991: 13 083; 1990: 10 784). 1991 war das Jahr mit der bisher größten Zahl von Drogentoten in Deutschland (2 125). Die Menge sichergestellten Heroins stieg auf 1 595 kg. Die Zahl der erstmals festgestellten Verbraucher harter Drogen nahm um 21 % zu, und Kokain scheint weiter auf dem Vormarsch zu sein. Die Verbrechenshäufigkeit im Rauschgiftbereich lag 1991 mit einer Steigerung von 12 % um das Dreifache über der Steigerung der gesamten Verbrechenshäufigkeit (3,6 %). Der Anteil von Ausländern an der Rauschgiftkriminalität lag bei 24 %, also weit über deren Anteil an der Wohnbevölkerung in Deutschland. In den Jahren 1994 bis 1996 ist die Zahl der Drogentoten kontinuierlich zurückgegangen. Allerdings ist 1996 ein erneuter Anstieg auf 1 712 Todesfälle zu verzeichnen, das sind 9,4 % mehr als 1995. Besonders betroffen ist Berlin mit 175 Todesfällen, das ist eine Steigerung um 88 % gegenüber 1995, also fast eine Verdoppelung. Seitdem ist eine Stabilisierung auf leider hohem Niveau erfolgt; die Zahl der Drogentoten liegt bis 1998 um etwa 1700/Jahr.

Die Rauschgiftkriminalität insgesamt ist gestiegen, ebenso die Zahl der Konsumenten und der Erstkonsumenten harter Drogen (Einsteiger). Das Drogenproblem hat insgesamt also zugenommen. Deshalb wird verschiedentlich von einem Scheitern der Drogenpolitik gesprochen. Und aus dieser Argumentation erwächst dann die Forderung nach einer neuen Drogenpolitik. Da die bisherige Vorgehensweise nicht zu dem Erfolg geführt habe, daß es kein Drogenproblem mehr gebe, müsse man dieses Ziel aufgeben. Die Bekämpfung des Drogenkonsums habe sich als der falsche Weg erwiesen, in der Drogenfreigabe hingegen liege eine Lösung des Drogenproblems, die man auch mit Aussicht auf Erfolg angehen könne. Freilich muß man für diese Forderung der Auffassung sein, daß nicht der Drogenkonsum und seine Wirkungen, sondern das Drogenverbot schuld sei am Drogenelend auf der Straße. Wird also vorausgesetzt, daß das Drogenverbot zum Drogenelend führt, ist die logische Konsequenz eine Neuorientierung der Drogenpolitik. Denn dann würde mit der Drogenfreigabe das Drogenelend bekämpft, und daran muß jedem gelegen sein! Auf die in der Richtung übereinstimmenden, in Einzelheiten aber unterschiedlichen Begriffe und Forderungen wie Liberalisierung, Entkriminalisierung, Legalisierung, Lizenzierung und andere soll hier nicht eingegangen werden, um das Problem nicht unnötig zu verkomplizieren.

Wir sprechen also im folgenden von einer Drogenfreigabe. Diese Forderung wird seit längerer Zeit vorgetragen. Sie betrifft vor allem das Haschisch, dessen Verbot wegen seiner Ungefährlichkeit nicht begründet sei. Die Schweiz scheint derzeit unmittelbar vor einer Haschischfreigabe zu stehen. Im Gefolge wird aber auch die Forderung nach Aufhebung der Unterstellung des Kokains und des Heroins unter das Betäubungsmittelgesetz vorgebracht: Legalisierung statt Prohibition (Freigabe statt Verbot). Als Folge dieser Legalisierung falle die gesamte Kriminalität im Umkreis der Drogenszene weg: das Ermitteln, Verhaften, Verurteilen, Einsperren, alle Verwicklungen mit Wohnungsverlust, Obdachlosigkeit, der Aufenthalt auf der Straße, das heimliche Spritzen und der Tod in den öffentlichen Toiletten. Die Angst und das Elend würden überflüssig! Denn jeder bekäme, so die Argumentation, so viel Stoff, wie er brauchte, und der Schwarzmarkt würde auf diese Weise »ausgetrocknet«, weil er überflüssig würde.

Heroin – genauso erhältlich wie Alkohol?

Hier müßte man natürlich genau planen, wie die Durchführung aussehen soll. Zunächst muß die Gruppe der Drogenempfänger festgelegt werden: Sollen es bereits Süchtige sein, oder sollen auch solche Menschen mit eingeschlossen werden, die noch nicht süchtig sind, die aber Drogen probieren wollen? Die Antwort kann nur lauten: Jeder, der Drogen haben will, muß sie legal bekommen können, denn sonst wird der Schwarzmarkt bestehen bleiben. Drogen von Haschisch über Kokain bis zum Heroin müssen also etwa in dem Umfang erhältlich sein wie bereits jetzt der Alkohol.

Auf diesem Wege kann nicht nur *eine* Droge, etwa Heroin, freigegeben werden, denn sonst bleibt der Markt für die anderen Drogen bestehen. Die Frage der auszugebenden Menge pro Person und Tag bedarf natürlich auch einer Festlegung. Freilich könnten auch unbegrenzte Mengen verkauft werden, da es einen Schwarzmarkt ja nicht gibt, auf dem man den Überschuß absetzen könnte. Wir hätten dann auch insoweit vergleichbare Verhältnisse wie beim Alkohol vor uns. Wenn die Drogen dann in deutschen Geschäften oder Abgabestellen frei erhältlich sein werden, wird jeder, der das will, Drogen in unbegrenzter Menge erwerben können. Bei den seit Anfang 1993 weitgehend offenen Grenzen in Europa werden auch alle Ausländer, die aus Staaten kommen, in denen weiter ein Drogenverbot besteht, in Deutschland unbegrenzten Zugriff zu Drogen haben.

Welche Gesichtspunkte stehen einer derartigen Drogenfreigabe entgegen? Sicher nicht die »herrschende Grundeinstellung«, die das Drogenproblem in den Augen der Befürworter einer Drogenfreigabe erst schafft, zumindest aber weiter vorantreibt (gemeint ist: verschärft). Die Drogenfreigabe wird auch nicht an den Interessen bestimmter Beteiligter scheitern, z.B. an den Polizeibeamten (die dann weniger Arbeit hätten und deshalb an einem fortbestehenden Drogenproblem interessiert seien) oder an den Drogenberatern und -therapeuten (für die angeblich das gleiche gilt). Und durch eine »klassenbezogene Interessenanalyse« wird die Situation sicher auch nicht zum Besseren gewendet werden können. Es wird also darauf ankommen, eine umsichtige und klare Bestandsaufnahme vorzunehmen, statt in ideologieträchtiger Weise einem vermeintlichen Gegner Vorwürfe zu machen.

Auch bei der Diskussion einer Drogenfreigabe ist das Problem der durch Freiheit und Selbstbestimmung geprägten Menschenwürde zu bedenken. Suchtförderung durch Drogenfreigabe und Gefährdung einer Vielzahl von Menschen, die gesetzestreu und ohne Drogenkonsum leben, sind Begleiterscheinungen einer vermeintlich liberalen Politik, an die selten gedacht wird. Quer durch die Parteien vom linken Rand bis hin zu den Konservativen ist die Tendenz erkennbar, das Bequeme und dem Zeitgeist Entsprechende zu tun. Und das heißt: mit dem Strom schwimmen, »modern« sein, »betroffen« sein und »human« handeln, also wenigstens substituieren, besser freigeben, möglichst wenig Verbote, wenig Sanktionen, viel freie Entscheidung für den mündigen Bürger, Wahlmöglichkeiten allerdings nur für den, der auch wählen kann.

Die bisherige Richtung der Drogenpolitik

Zunächst spricht gegen eine Drogenfreigabe die gesamte bisherige Drogenpolitik, die alle Regierungen der Bundesrepublik Deutschland eingeschlagen haben. Sie war – unabhängig von der parteipolitischen Ausrichtung der jeweils Regierenden – stets auf eine Verkleinerung des Drogenangebots und der Drogennachfrage hin orientiert. Ziele waren das Zurückdrängen der Angebotsseite sowie vorbeugende Behandlungsmaßnahmen, um die Nachfrage nach Drogen zu verringern. Dahinter stand die Überzeugung, daß ein umfassend aufgeklärter Bürger, sei er auch noch jung, sich gegen den Drogenkonsum entscheiden wird, wenn man ihm die Wahl läßt.

Mit dem Grundsatz »Therapie statt Strafe« hat der Gesetzgeber dem Umstand Rechnung getragen, daß die Verbraucher meist zugleich Kranke sind, die gegen geltende Gesetze verstoßen. Da es unangemessen scheint, Kranke zu bestrafen und ihrem schon bestehenden Elend weiteres Elend hinzuzufügen, muß der Schwerpunkt des Vorgehens bei dieser Gruppe auf der Behandlung liegen. Eine Drogenfreigabe würde allen Anstrengungen zuwiderlaufen, die das Gemeinwesen bisher unternommen hat, um die Verbreitung von Drogen zu bekämpfen. Es hat bisher nie zur Debatte gestanden, Drogenbekämpfung etwa durch Drogenfreigabe erreichen zu wollen. Wie dieser offensichtliche Widerspruch aufzulösen ist, hat bisher keiner der Befürworter einer Freigabe von Drogen darlegen können. Wir haben an anderer Stelle auf den bekannten Erfahrungssatz jedes Drogenabhängigen hingewiesen, wonach derjenige viel konsumiert, der viel hat. Viel Stoff bedeutet viel Konsum: Je mehr Stoff da ist, desto mehr wird verbraucht. Daß hingegen das Interesse am Drogenkonsum nachläßt, wenn viel Stoff zur Verfügung steht – diesen Grundsatz habe ich in der Drogenszene noch nie gehört, und er scheint mir auch nicht überzeugend zu sein.

Wachsendes Gesundheitsbewußtsein der Bevölkerung

Einer Drogenlegalisierung steht auch ein Trend im Verhalten der Bevölkerung entgegen, der in den letzten Jahren verstärkt zu beobachten ist: die Rückbesinnung auf den Stellenwert einer *gesunden Lebensweise*. Die Notwendigkeit, die weitere Verschmutzung und Zerstörung ihrer Umwelt zu verhindern, treibt die Menschen verstärkt um. Ob es die Vermeidung von Treibgasen in Sprühdosen ist, von denen wir wissen, daß sie die Ozonschicht unserer Atmosphäre gefährden, oder das Waldsterben und der Verfall historischer Bauwerke durch die Folgen des sauren Regens – wir alle und vor allem die junge Generation sind dafür empfindlich geworden. Aber auch die Verwendung von Pflanzenschutzmitteln und der künstliche Dünger beim Anbau von landwirtschaftlichen Produkten aller Art sind in Verruf gekommen. Konservierungs- und Farbstoffe sowie alle sonstigen Zusätze zu Lebensmitteln werden mehr und mehr abgelehnt.

Das Gesundheitsbewußtsein ist in breiten Teilen der Bevölkerung gestiegen und mit ihm das Bestreben, Schadstoffe zu meiden.

Wo soll in einer derartigen Landschaft der Platz für die Freigabe von Drogen sein, die nicht nur im Verdacht stehen, Nebenwirkungen zu entfalten, sondern von denen man weiß, daß von ihren Hauptwirkungen sogar eine Gefahr für die Gesundheit ausgeht! Hier sei noch einmal betont: Das wird nicht vermutet, sondern ist fester Wissensbestand. Wie soll dem Verbraucher klargemacht werden, daß der Staat zwar auf der einen Seite für die Reinheit von Nahrungsmitteln und die Unbedenklichkeit von Arzneimitteln verantwortlich ist, daß derselbe Staat aber Drogen mit erkennbaren und bekannten schädlichen Wirkungen zum Konsum freigibt!

Gefährlichkeit der Rauschdrogen

Ein Einwand gegen die Drogenfreigabe ergibt sich naturgemäß aus der tatsächlichen, nachgewiesenen *Gefährlichkeit* derjenigen Stoffe, um die es hier geht. Wir haben dies in früheren Abschnitten dieses Buchs bereits dargelegt, vor allem am Beispiel des Haschischs (siehe Seite 56). Die nachfolgende Tabelle faßt die Fakten nochmals kurz zusammen. An diesen Feststellungen kommt man meines Erachtens schwer vorbei.

Folgezustände nach Rauschdrogenkonsum (am Beispiel des Cannabis):
- Abhängigkeit
- atypische Rauschverläufe
- drogeninduzierte Psychosen
- Vergiftungen
- soziales Ausscheren
- Umsteigeeffekt
- AMS (amotivationales Syndrom, Motivationsmangelzustand)
- Haltungs- und Einstellungsveränderungen
- Fehlverhalten im Straßenverkehr

Auch Drogenfreunde räumen ein, daß Cannabis keine unproblematische Droge ist und daß aus dem Konsum vor allem der sogenannten harten Drogen beträchtliche Gefahren erwachsen. Drogenabhängige selbst neigen dazu, das in der Drogenszene herrschende Elend auf das Kokain zurückzuführen, das heute in so großem Umfang allgemein verfügbar sei. Davon mag man halten, was man will; aber eine solche Beurteilung zeigt doch, daß selbst Betroffene eine Droge mit der ihr innewohnenden spezifischen Gefährlichkeit und eben gerade nicht das herrschende Drogenverbot als die eigentliche Gefahr ansehen. Die angesprochene Gefährlichkeit betrifft in jeweils abgewandelter Form jede einzelne Droge; keine ist davon ausgenommen. Es sind auch nicht die angeblichen Beimengungen, die die Rauschdrogen gefährlich machen, sondern es sind die Stoffe selbst mit ihren abhängigkeitserzeugenden Eigenschaften, um die es hier geht.

Nicht die Beimengungen und nicht das Verbot führen zu cannabisinduzierten Psychosen (psychische Krankheiten, die durch Cannabis hervorgerufen bzw. ausgelöst werden), die weltweit zu beobachten sind und von Wissenschaftlern beschrieben werden. Nicht die Beimengungen und nicht das Drogenverbot führen zur körperlichen Verelendung von Heroinsüchtigen, sondern das Rauschgift selber. Nicht das Verbot und nicht die Verunreinigung des Kokains führen zum Selbstmord im ausklingenden depressiven Rauschzustand. Und weder Verbot noch Verunreinigung bewirken die Folgekriminalität bei den Designerdrogen und die Verkehrsunfälle unter Cannabiseinfluß. Dies alles muß aber berücksichtigen, wer die Freigabe von Rauschdrogen verlangt.

Die internationale Vertragslage

Die internationale Vertragslage läßt eine Freigabe in Deutschland ebenfalls nicht zu. Deutschland hat das sogenannte Einheitsabkommen (single convention) unterzeichnet und sich darin verpflichtet, Maßnahmen zur Eindämmung des Drogenkonsums zu ergreifen. Deutschland müßte den Vertrag kündigen und aus der Gemeinschaft derjenigen Länder ausscheren, die sich gemeinsam verpflichtet haben, den Kampf gegen die Drogenmafia zu führen. Ein solcher Schritt wäre sicher für das internationale Ansehen Deutschlands nicht gerade förderlich und würde dazu führen, daß Deutschland in eine Insellage gerät und damit zum Anziehungspunkt für den internationalen Drogenhandel wird. Ob für ein solches Vorhaben in der Bundesrepublik eine politische Mehrheit zu finden ist, muß bei aller Kenntnis der drogenpolitischen Vorstellungen der großen Parteien bezweifelt werden.

Der Einwand, daß der Einheitskonvention auch Genüge getan wäre, wenn man Verstöße gegen sie als Ordnungswidrigkeit einstufte, ist freilich zutreffend. Durch die Unterschrift unter die Wiener Konvention ist eine Einstufung von Drogendelikten als Ordnungswidrigkeiten allerdings nicht möglich. Es sei im übrigen darauf hingewiesen, daß auch in den Niederlanden der Besitz von Haschisch in einer Menge von unter 30 Gramm immerhin gegen das Strafgesetz verstößt – auch wenn er nicht strafrechtlich verfolgt wird.

Die Bundesratsinitiative des Bundeslandes Hessen sah vor, die Voraussetzungen zu schaffen für die »erlaubte Abgabe von Betäubungsmitteln bis hin zum Heroin an hiervon bereits Abhängige« und den straflosen Umgang mit Cannabis, der einem »Bundesmonopol übertragen« werden sollte. Da die derzeitige internationale Vertragslage dieser »Reform« in Deutschland entgegenstand, sollten das Einheitsabkommen von 1961, das Übereinkommen von 1971 über psychotrope Stoffe und das Übereinkommen der UN gegen den unerlaubten Verkehr mit Suchtstoffen nachverhandelt bzw. gekündigt werden. Die Grundlage für die Freigabe von Cannabis sah die hessische Landesregierung in dem Mangel an »zuverlässigen wissenschaftlichen Erkenntnissen über die Gefährlichkeit von Haschisch in körperlicher und psychischer Hinsicht«. Verfolgt werden sollte jeder »Umgang« mit Cannabis außerhalb des staatlichen Monopols. Als Sanktionen gegen Zuwiderhandlung waren Straf- und Ordnungswidrigkeitsbestimmungen vorgesehen, so ganz mochte man also das Haschisch dann doch nicht freigeben. Inzwischen liegt auch eine Bundesratsinitiative des Landes Schleswig-Holstein vor, die die Abgabe von Haschisch über Apotheken regeln soll, während von der hessischen Initiative nach dem Regierungswechsel nicht mehr die Rede ist. Zunächst muß das Institut für Arzneimittel und Medizinprodukte (früheres Bundesgesundheitsamt) seine Zustimmung geben, danach erst durchläuft der Antrag das Gesetzgebungsverfahren. Auch hier versucht eine Landesregierung mit einer ähnlich lautenden Argumentation die Droge Haschisch zum Verkauf freizugeben.

Die Besteuerung des durch das Monopol erzielten Umsatzes widerspricht Entscheidungen des europäischen Gerichtshofes, wonach eine Steuer auf Betäubungsmittel unzulässig ist. Alles in allem: ein wirklichkeitsfernes Szenario voller Unzulänglichkeiten, Halbherzigkeiten und Unsicherheit, ein Verlust an Maßstäben und ein unkritisches Unterfangen, das sich als viel Lärm um nichts entpuppen wird.

Die Gesetzeslage in Deutschland

Das Betäubungsmittelgesetz (BtMG)

Gegen eine Drogenfreigabe spricht auch die bei uns geltende Gesetzeslage. Hier ist in erster Linie an das *Betäubungsmittelgesetz* (BtMG) zu denken, das jede Art des Kontakts mit Rauschdrogen verbietet. Das Gesetz ist geschaffen worden, um die Gesundheit der Bürger zu schützen, indem es den Umgang mit Betäubungsmitteln so regelt, daß die Entstehung beziehungsweise die Aufrechterhaltung einer Abhängigkeit verhindert wird. Dabei enthält das Gesetz seit seiner Reform im Jahre 1982 in verstärktem Maße das Prinzip »Therapie vor Strafe«, indem es vorsieht, daß vor allem abhängige Straftäter zuerst der Behandlung zugeführt werden und daß Strafe ein nachrangiges Mittel zur Durchsetzung des Gesetzes bei der angesprochenen Gruppe ist. Das Gesetz ist 1991 durch Einführung des § 31a BtMG noch weiter abgemildert worden, indem es jetzt möglich ist, bei kleineren Verstößen das Verfahren schon im Vorfeld einzustellen und damit bei drogenabhängigen Tätern in größerem Umfang von Strafverfolgung abzusehen.

Das Betäubungsmittelgesetz enthält eine Vielzahl von weiteren Möglichkeiten, von der Bestrafung eines Konsumenten Abstand zu nehmen oder die Strafe zu mildern, so in § 29, wovon das Gericht unter bestimmten Voraussetzungen Gebrauch machen kann. Auch § 31 sieht unter bestimmten Bedingungen eine Strafmilderung oder ein Absehen von Strafe vor, nach § 32 kann eine Fülle von Straftaten als Ordnungswidrigkeiten eingestuft werden, auf § 31a BtMG sind wir bereits eingegangen. Auch außerhalb des BtMG im engeren Sinne gibt es eine Vielzahl von Milderungsmöglichkeiten, so die Nichtverfolgung von Straftaten nach den §§ 153 und 153a der Strafprozeßordnung (StPO), ferner nach den Regeln zur Strafaussetzung zur Bewährung, zum Reststrafenerlaß und zum Gnadenerweis. Bei konsequenter Nutzung aller im Gesetz enthaltenen Möglichkeiten wird das Betäubungsmittelgesetz seiner Zielsetzung gerecht, nur diejenigen konsequent zu bestrafen, die als Nichtkonsumenten bzw. Nichtabhängige aus Gewinnstreben oder in Bereicherungsabsicht oder aus anderen nicht zur Sucht gehörigen Beweggründen Drogenhandel betreiben. Wenn trotzdem immer wieder behauptet wird, die Gefahr für die Konsumenten gehe nicht von den Drogen als solchen, sondern vom Drogenverbot aus, das die Konsumenten zu Kriminellen abstempele, so liegt dem eine weitgehende Verkennung einmal der Drogenwirkungen, zum anderen auch der gesetzlichen Bestimmungen zugrunde.

Das Arzneimittelgesetz (AMG)

Halten wir nach einem Modell Ausschau, nach welchem man bei einer Drogenfreigabe vorgehen könnte, so fällt der Blick schnell auf das *Arzneimittelgesetz* (AMG). Darin wird unter anderem die Freigabe neuentwickelter Arzneimittel geregelt, aber auch die Zulassung von Stoffen ganz allgemein, die körperliche bzw. psychische Funktionen verändern bzw. geeignet sind, solche Zustände hervorzurufen. Das Gesetz enthält strenge Bestimmungen, weil der Gesetzgeber Gefahren für die Bevölkerung durch unsichere Arzneimittel weitestgehend ausschalten möchte. So heißt es im § 5: »Es ist verboten, bedenkliche Arzneimittel in den Verkehr zu bringen. Bedenklich sind Arzneimittel, bei denen ... der begründete Verdacht besteht, daß sie bei bestimmungsgemäßem Gebrauch schädliche Wirkungen haben, die über ein ... vertretbares Maß hinausgehen.« Hier genügt also schon der Verdacht, daß eine Gesundheitsschädigung auftreten könnte, um die Freigabe eines Arzneimittels zu verhindern. Wird man Rauschmittel grundsätzlich anders zu beurteilen haben? Oder wird man sie zumindest gleich behandeln müssen? Wie sollen vor diesem Hintergrund Mittel mit nachgewiesenen schädlichen Wirkungen freigegeben werden können? Oder sollen die strengen Maßstäbe bei Arzneimitteln aufgeweicht werden, um die Drogenfreigabe zu ermöglichen?

Das Grundgesetz

Ein Hindernis auf dem Weg zur Drogenfreigabe bildet auch der *Sozialstaatsgedanke des Grundgesetzes*. Danach hat der Staat die Aufgabe, Schaden von seinen Bürgern abzuwenden. Das bedeutet, daß er auch gesundheitliche Schäden zu verhindern hat. Das betrifft eine Fülle möglicher gesundheitlicher Risiken. Hier ist an die Vorsorge für ein unbeschwertes Leben im Alter zu denken, aber auch an die Erhaltung der Gesundheit aller Bürger durch Vermeidung von Schadstoffentstehung, Umweltschädigung und Verunreinigung von Wasser, Luft und Lebensmitteln. Auf allen diesen Gebieten trägt der Sozialstaat Verantwortung, und es ist schwer zu begreifen, daß er sich dieser Verantwortung entziehen soll, wenn es um die Beurteilung der gesundheitsschädigenden Wirkungen von Rauschdrogen geht.

Das Lebensmittelgesetz (LMBG)

Auch mit dem geltenden Lebensmittelrecht wäre eine Freigabe von Rauschdrogen nicht zu vereinbaren. Das vielfältig gegliederte Lebensmittelrecht enthält als Kernstück vor allem das *Lebensmittelgesetz*. In § 3 LMBG wird alles verboten, was dazu führt, daß sich der Genuß eines Lebensmittels gesundheitsschädigend auswirken kann. Im Gesetz heißt es, daß kein Lebensmittel hergestellt, in Verkehr gebracht oder anderweitig damit umgegangen werden darf, das »die menschliche Gesundheit zu schädigen geeignet ist«. Dabei ist der Begriff der Gesundheitsschädigung *weit* auszulegen. Er umfaßt alle abträglichen Einwirkungen auf die Gesundheit. Das Lebensmittelgesetz ist beherrscht vom Reinheits- und auch vom Kennzeichnungsgebot. Das Vermischen von Lebensmitteln ist nur nach bestimmten Regeln möglich. Zusätze zu Lebensmitteln unterliegen strengen Vorschriften. Fremdstoffe dürfen nur innerhalb streng festgelegter Grenzen enthalten sein. Bestimmte Behandlungsweisen von Lebensmitteln sind noch immer verboten. Hier wird es möglicherweise eine Abweichung durch europäische Richtlinien geben, zum Beispiel bei der Bestrahlung von Lebensmitteln. Alles in allem ist aber klar erkennbar, daß auch hier der Sozialstaat seine Aufgabe gegenüber dem Bürger darin erblickt, ihn vor gesundheitsschädigenden Einwirkungen zu bewahren. Das Lebensmittelgesetz enthält im übrigen auch eine ganze Reihe von Strafvorschriften bei Zuwiderhandlung gegen die Bestimmungen des Gesetzes. Damit läßt der Gesetzgeber erkennen, daß er gewillt ist, die Gesundheit seiner Bürger als besonders hohes Gut zu betrachten und sie gegen Angriffe zu verteidigen. Auch nach lebensmittelrechtlichen Gesichtspunkten ist es undenkbar, daß Stoffe von der Art des Haschischs eine Chance hätten, zum Konsum freigegeben zu werden.

Rechtsprechung der Obergerichte

Als ein weiteres Hindernis bei der Drogenfreigabe dürfte sich auch die ständige Rechtsprechung der deutschen Obergerichte erweisen. So hat – um nur einige Entscheidungen aus jüngster Zeit herauszugreifen – das Bundesverfassungsgericht 1991 entschieden, daß es keine Bedenken habe, wenn Haschisch und Weckmittel im Betäubungsmittelgesetz aufgeführt und als Betäubungsmittel bezeichnet würden.

1992 entschied der Bundesgerichtshof, daß der freie Zugang zu Tabak und Alkohol keine rechtfertigenden Gründe für den Rauschgiftkonsum darstellen. Wenn Tabak und Alkohol straflos konsumiert werden können, dann müsse das nicht auch für Rauschdrogen gelten. Ein Übel könne das andere nicht rechtfertigen. Dieser Rechtsgrundsatz aus alter Zeit gelte weiterhin und besonders in diesem Falle.

Auch entschied der Bundesgerichtshof 1992, es sei nicht verfassungswidrig, daß das Gesetz den Erwerb von Haschisch mit Strafe bedroht. Zur Begründung führt das Gericht aus, der Gesetzgeber sei bei Schaffung des Betäubungsmittelgesetzes zu Recht davon ausgegangen, daß Rauschgifte für die Volksgesundheit gefährlich seien, weil sie abhängig machen und zu Störungen des Denkens, Wahrnehmens, des Verhaltens und des Antriebs, zu Angstzuständen, Depressionen und Psychosen führen könnten. Haschischkonsum führe außerdem die Gefahr des Umsteigens auf sogenannte harte Drogen herbei und bewirke ein »amotivationales Syndrom« (Antriebsmangelzustand). Auch gefährde der Konsum der Droge die Ausreifung der Persönlichkeit Jugendlicher und ihre soziale Einordnung. Ein »Recht auf Rausch« verneint das Gericht. Die Gesellschaft habe für die negativen Folgen des Cannabiskonsums aufzukommen. Deshalb dürfe sie sich auch mit Mitteln des Strafrechts gegen die zugrundeliegenden Ursachen wehren. Diese Möglichkeit hat sie freilich nicht bei den negativen Folgen des Alkohol- und Tabakkonsums.

Schon 1969 hatte das Bundesverfassungsgericht entschieden, der Gesetzgeber behandle »nicht wesentlich Gleiches ungleich, wenn er sich darauf beschränkt, das Aufkommen neuer Betäubungsmittel aus fremden Kulturkreisen zu verhindern, solange nicht eindeutig feststeht, daß die damit verbundenen gesundheitlichen und sozialen Gefahren nicht größer sind als die des Mißbrauchs von Alkohol«. Bei einer derart einhelligen und übereinstimmenden Rechtsprechung dürfte es sicher schwer werden, die Freigabe von Cannabis oder anderen Drogen durchzusetzen.

Internationale Erfahrungen mit der Drogenfreigabe

Es gibt eine Reihe praktischer Erfahrungen mit Versuchen der Drogenfreigabe in verschiedenen Ländern, die mehr oder weniger negativ sind, weshalb die Versuche nach verhältnismäßig kurzer Zeit gestoppt bzw. rückgängig gemacht wurden.

1. Versuch 1914–1923 in den USA: Weitgehende Freizügigkeit im Umgang vor allem mit Opiaten. Ergebnis: starke Zunahme der Zahl von Abhängigen und Beginn der bis heute dauernden Drogenwelle.

2. Versuch 1959–1964 in Großbritannien: Verordnung von Heroin und Morphin an Opiatsüchtige. Das Ergebnis war eine erhebliche Zunahme der Zahl der Abhängigen.

3. Versuch 1965–1967 in Schweden: Zu dieser Zeit konnten Opiate von Ärzten an Süchtige verordnet werden. Das Ergebnis war, daß sich in Stockholm innerhalb eines Jahres die Zahl der Opiatsüchtigen verdoppelte. Die verordneten Drogen gelangten auf den Schwarzmarkt. Das Experiment wurde wegen seiner verheerenden Folgen schnell gestoppt.

4. Versuch in der Schweiz seit 1978: Einführung von Methadonprogrammen; von Drogenfreigabe oder Verordnung von Opiaten war dort bislang nie die Rede. Zu einer Absenkung der Eingangsschwelle zu den Programmen kam es 1987. Das Ergebnis bestand in einer Ausuferung der Drogenproblematik, der Herausbildung einer der größten offenen Drogenszenen im Zentrum Zürichs am Platzspitz und dem Anstieg der Zahl der Drogentoten in der Schweiz bis 1991 auf 405 bei ca. 7 Millionen Einwohnern.

In diesem Zusammenhang sollten aber auch zwei **Gegenbeispiele** erwähnt werden:

Durch strenge gesetzgeberische Maßnahmen, deren Durchführung überwacht wurde, gelang es von 1950–1954, die ausufernde Verbreitung von Weckmitteln in Japan weitgehend unter Kontrolle zu bringen. Ein anderes Beispiel ist die deutsche Kokaingesetzgebung, die bis zur Reform des Betäubungsmittelgesetzes 1982 galt. Hierdurch konnte gleichfalls die Verbreitung des Kokainkonsums weitgehend gestoppt werden, der in den zwanziger Jahren zu einem massiven Problem angewachsen war.

Umgekehrt zeigt das Beispiel der legal erhältlichen Droge Alkohol, in welchem Umfang bei einer gewissermaßen »legalisierten« Droge mit vielfältigen Folgezuständen und Beeinträchtigungen der Volksgesundheit zu rechnen ist, von der uferlosen Verbreitung ganz zu schweigen.

Kapitel 7

Drogen und Straßenverkehr

D urch die Teilnahme der meisten Drogenkonsumenten am Straßenverkehr ergeben sich zusätzliche Probleme. Dabei spielen vor allem Einschränkungen der Fahrtüchtigkeit bei Kraftfahrern eine wichtige Rolle. Dieses Problem wird vielfach unterschätzt. Durch die Untersuchung gelagerter Blutproben von verkehrsauffälligen Kraftfahrern, die vor allem wegen des Verdachts auf Alkoholisierung sichergestellt worden waren, zeigte sich, daß etwa jede zehnte Blutprobe auch Rauschdrogen, vor allem Haschisch-Inhaltsstoffe, enthielt. Dem Problem der Auswirkung von Rauschdrogen im Straßenverkehr ist also besondere Beachtung zu schenken.

Welche Drogenwirkungen sind dabei besonders zu beachten?
1. Akute Drogenwirkungen im Sinne von Rauschwirkungen;
2. Wirkungsbilder bei Dauerkonsum, häufigem Mißbrauch bzw. bei Abhängigkeit von einer Rauschdroge im Sinne chronischer Beeinflussung;
3. Zusammenwirken verschiedener Drogen bei Mehrfachabhängigkeit bzw. Mehrfachkonsum, die besonders schwer einzuschätzen sind;
4. Zustandsbilder bei Versorgung mit Ersatzdrogen (Methadon, Kodein), wobei es sich hier vor allem um eine Sonderform chronischer Drogenwirkung handeln dürfte;
5. Entzugserscheinungen bei den verschiedenen Typen von Abhängigkeit.

Die unter Punkt 3–5 aufgeführten Zustandsbilder werden wir vor allem bei »fortgeschrittenen« Konsumenten bzw. Abhängigen finden, die in ihrer Drogenkarriere bereits bei den Opiaten angekommen sind. Sie spielen aber zahlenmäßig in der Praxis gar keine so große Rolle. Viel öfter treffen wir statt dessen Probierer, gelegentliche und häufigere Konsumenten von Haschisch an, die in vielfältiger Weise am Straßenverkehr teilnehmen. Die Beurteilung der Fahrtauglichkeit dieser relativ großen Gruppe macht zugleich auch die größten Probleme, deshalb wollen wir zunächst sie in den Vordergrund stellen. Am Beispiel des Haschischs läßt sich anschaulich demonstrieren, welche Gefahren beim Konsum von Rauschdrogen im Straßenverkehr entstehen können.

Wie Haschisch die Fahrtauglichkeit beeinträchtigt

Die Haschischwirkungen sind ausführlich auf den Seiten 13 bis 18 beschrieben. Beim typischen Rauschverlauf interessieren uns in diesem Zusammenhang die Antriebsminderung, der Verlust überschaubarer Ordnungsprinzipien im Denken und Wahrnehmen, das übersteigerte Wohlbefindensgefühl, die Konzentrations- und Aufmerksamkeitsstörungen, die leichte Ablenkbarkeit und die erhöhte Risikobereitschaft im Rahmen einer umfassenden Kritikschwäche. Auch beim atypischen Rauschverlauf kommt es zu einer Vielzahl von psychischen Veränderungen, die für das Führen eines Kraftfahrzeugs von Bedeutung sein können. Zu denken ist vor allem an depressive Verstimmungen, Angst- und Verwirrtheitszustände, aber auch aggressives Verhalten gegen die Umgebung. Die Fülle chronischer Veränderungen bei Haschischkonsumenten ist ebenfalls von Bedeutung. Hier ist vor allem an die gehobene Stimmungslage, die allgemeine Antriebsverminderung, die Konzentrations- und Gedächtnisstörungen und den Mangel an sozialem Interesse zu denken.

Diese Übersicht allein müßte an sich für den Schluß genügen, daß es sich beim Haschisch um eine Droge handelt, die in vielfältiger Weise die geistig-seelischen Abläufe des Menschen beeinflußt, sein Leistungsverhalten nachhaltig stört und damit die Fahrtauglichkeit beeinträchtigt, ja in vielen Fällen ausschließt. Gerade die Denk- und Leistungsfunktionen, die für die Fähigkeit zum Führen eines Kraftfahrzeugs von entscheidender Bedeutung sind, sind auch zugleich die störanfälligsten und werden vom Haschisch schwerwiegend beeinträchtigt. Wahrnehmen, Denken und Erkennen, Merken, das Schätzen von Zeit und Entfernung und entsprechendes Reagieren werden unter Haschischeinfluß eingeschränkt. Das Ergebnis kann Fehlverhalten im Straßenverkehr sein. Zwei amerikanische Untersuchungen fanden bei tödlich verunglückten Autofahrern in 6 bzw. 10 % die Anwesenheit des Haschischwirkstoffs THC im Blut. Das deutet auf eine mögliche Mitbeteiligung des Haschischkonsums beim Zustandekommen des Unfalls hin.

Wir verfügen inzwischen über eine Vielzahl von Untersuchungen zum Problem der Beeinträchtigung einzelner Funktionen, die für das Fahrverhalten wesentlich sind. So stellte man bei starken Haschischrauchern Einbußen der Fähigkeit zur Entfernungsschätzung und zum Abschätzen einer Annäherungsgeschwindigkeit fest. Man fand auch Aufmerksamkeitsstörungen und Veränderungen der Reaktionszeit heraus, ferner eine veränderte Wahrnehmungsgenauigkeit für Lichtreize, die vom Rande des Wahrnehmungsfeldes her stammen, wobei offensichtlich als Störquelle die eingeschränkte Augenbeweglichkeit in Frage kommt. Wir haben also mit einer Verschlechterung der Sehschärfe für bewegte Gegenstände zu rechnen. Auch das räumliche Sehen wird erheblich beeinträchtigt, ferner das Suchverhalten der Augen und die Dunkelanpassung. Dieser Umstand ist naturgemäß für das Nachtfahren von besonderer Bedeutung. Auch die gestörte Fähigkeit, Zeitspannen zutreffend einzuschätzen, gehört in diesen Zusammenhang.

Störungen der Denk- und Wahrnehmungsfähigkeit

In Deutschland begannen schon Anfang der siebziger Jahre Untersuchungen zu den Auswirkungen des Haschischkonsums auf die Fahrtauglichkeit. Sie bestätigten, daß es zu einer Vielzahl von Einschränkungen vor allem von Denk- und Wahrnehmungsfähigkeiten kommt. Seither wissen wir, daß eine Verlängerung der Reaktionszeit eintritt, insbesondere bei Streßbelastung und in Phasen großer Informationsdichte. Gerade dann aber werden rasch aufeinanderfolgende Entscheidungsprozesse und Handlungsabläufe verlangt. Eingeschliffene Automatismen im Sinne von beinahe selbständig ablaufenden Verhaltensweisen, wie sie gerade beim Führen eines Fahrzeugs von besonderer Bedeutung sind, erwiesen sich dabei als gestört. Verlängerte Reaktionszeiten und eine Erhöhung der Fehlerzahl bei bestimmten Fahraufgaben wurden festgestellt. Am Fahrsimulator fand man eine Verlängerung der Bremszeiten, eine Veränderung der Koordinationsfähigkeit und eine allgemeine Einschränkung der Urteilsfähigkeit. Zu Fehlentscheidungen und Fehlverhaltensweisen beim Autofahren kommt es vor allem dadurch, daß unter der Wirkung von Haschisch die Vielzahl der auf den Fahrer wirkenden Eindrücke nicht mehr angemessen geordnet werden kann. Wahrnehmungen der verschiedensten Art erfahren keine spezifische Auswahl mehr, sie können auch nicht mehr kurzzeitig ausgewählt und gespeichert werden. Und so kommt es zur Fehlverarbeitung von Informationen, was sich dann wieder negativ auf das Fahrverhalten auswirkt. Es versteht sich von selbst, daß diese Erscheinungen um so eher und deutlicher zum Tragen kommen, je vielfältiger die Denk- und Wahrnehmungsanforderungen sind, die an den Fahrer gestellt werden.

Bei verlängerter Reaktions- und Entscheidungszeit wird auch die Zeitspanne falsch eingeschätzt, die man zum Überholen eines anderen Fahrzeugs benötigt. Zu bedenken ist in diesem Zusammenhang außerdem die verstärkende Wirkung zusätzlich genossenen Alkohols, die im übrigen ein eigenes Problem darstellt. Selbst das Gehör erwies sich als gestört. Schwache Hörreize können aus unwesentlichen Hintergrundgeräuschen nicht mehr zuverlässig herausgefiltert werden. Wir sprechen von einer Minderung der sog. Signalentdeckung. Hierbei handelt es sich um eine typische, häufig auftretende Haschischwirkung, über die praktisch jeder Konsument zu berichten weiß.

Leistungsdefizite bei Piloten

Ähnliche Untersuchungen wie an Kraftfahrern wurden auch an Flugzeugpiloten durchgeführt. Danach machten unter der Wirkung von Haschisch stehende Piloten am Flugsimulator durchschnittlich siebenmal mehr gravierende Fehler. Dabei wurden nur solche Fehler gewertet, die katastrophale Folgen nach sich gezogen hätten. So wurden Leistungen wie das Einhalten von Flughöhe und Flugrichtung, das Durchführen dreidimensionaler Flugmanöver, Wenden, Funknavigation usw. überprüft, die allesamt Konzentration, Orientierung in Raum und Zeit, Koordinationsfähigkeit und ein intaktes Kurzzeitgedächtnis zur Voraussetzung haben. Noch 24 Stunden nach dem Rauchen von Marihuana waren die Piloten eindeutig beeinträchtigt.

Wie sich »harte« Drogen im Straßenverkehr auswirken

Aus allen diesen Untersuchungsergebnissen läßt sich nur ein Schluß ziehen: daß nämlich beim Vorliegen von *Haschisch*wirkungen die Fahrtauglichkeit in aller Regel beeinträchtigt ist. Diese Feststellung gilt mit Sicherheit auch für die Gruppe der Halluzinogene. Das bedarf keiner ausführlichen Begründung, denn deren Wirkungen sind mit denen des Haschischs vergleichbar. Ihre Auswirkungen auf die Fahrtüchtigkeit sind logischerweise ebenfalls vergleichbar.

Wie verhält es sich aber beim Kokain und bei den Opiaten? Hier dürften wir zunächst mit der Faustregel zurechtkommen, wonach das Leistungsbild der entscheidende Anhalt für die Beurteilung der Fahrtauglichkeit ist. Dabei ist zu berücksichtigen, daß das *Kokain* die Fahrtauglichkeit zunächst nicht nennenswert negativ beeinflußt, sondern im Rahmen seiner zentral anregenden Wirkung anfangs eher eine verbesserte

Leistungsfähigkeit herbeiführen kann. Hier kann es freilich zu einem Auseinanderklaffen von eigener Leistungseinschätzung und tatsächlichem Leistungsvermögen kommen, und an dieser Stelle wird man beim Kokain eine Entscheidung treffen müssen. Beim heutigen Stand unserer Kenntnisse werden wir auch hier das Hauptaugenmerk auf Auffälligkeiten im Verhalten des jeweiligen Verkehrsteilnehmers zu richten haben.

Auch das Wirkungsbild der *Opiate*, vor allem also des Heroins und des Methadons, dürfte der Kraftfahreignung entgegenstehen. Dies gilt mit Sicherheit für den einmaligen Konsum solcher Stoffe, denn hierbei stehen die dämpfende Wirkung und allgemeine Verlangsamung und Reizabschirmung im Vordergrund. Die einmalige Zufuhr von Opiaten ist aber selten und stellt somit nicht das Hauptproblem dar.

Statt dessen haben wir etwa im gutachtlichen Bereich immer wieder mit der Fahrtauglichkeit chronischer Opiatkonsumenten, mithin also von Abhängigen, zu tun. Und hier sieht die Wirkung anders aus. Hier herrscht das amotivationale Syndrom (AMS) vor. Die dämpfende Wirkung ist zwar vorhanden, dürfte aber nicht im Vordergrund stehen. Eine gewisse Verlangsamung der Denk- und Wahrnehmungsabläufe können wir in der Regel aber auch hier registrieren. Hinzu tritt die veränderte Interessenausrichtung, begleitet von herabgesetzter Motivation und der manchmal ans Suizidale (Selbstmörderische) grenzenden Gleichgültigkeit vor allem sich selbst, aber auch der Umgebung gegenüber. Alle diese Merkmale werden einmal mehr, dann wieder etwas weniger ausgeprägt vorhanden sein, zumal der Zustand Opiatsüchtiger über den Tag hinweg starken Schwankungen unterworfen ist. Deutliche Leistungsausfälle bestehen überdies im Entzugszustand.

Die Studie von BERGHAUS u. Mitarb. (1993) hat gezeigt, daß auch Methadonsubstituierte bedeutsame Leistungsausfälle aufweisen, so daß die Gesamtgruppe als fahruntüchtig zu bezeichnen sei.

Drogenkonsum führt zu einer Einschränkung der Fahrtauglichkeit. Dies läßt sich vor allem am Beispiel des Haschischs anhand einer Vielzahl exakter Untersuchungsergebnisse zeigen. Diese Feststellung trifft ebenso auf sämtliche anderen Rauschdrogen zu, auch wenn es hier einzelne Wirkungsunterschiede gibt. Die Auswirkungen des Drogenkonsums auf die Sicherheit im Straßenverkehr sind in der Liberalisierungs- und Legalisierungsdiskussion bislang praktisch unberücksichtigt geblieben. Dies ist um so schwerer verständlich, als wir gerade auf diesem Gebiet exakte Untersuchungsergebnisse und damit schwer widerlegbare Argumente zur Verfügung haben.

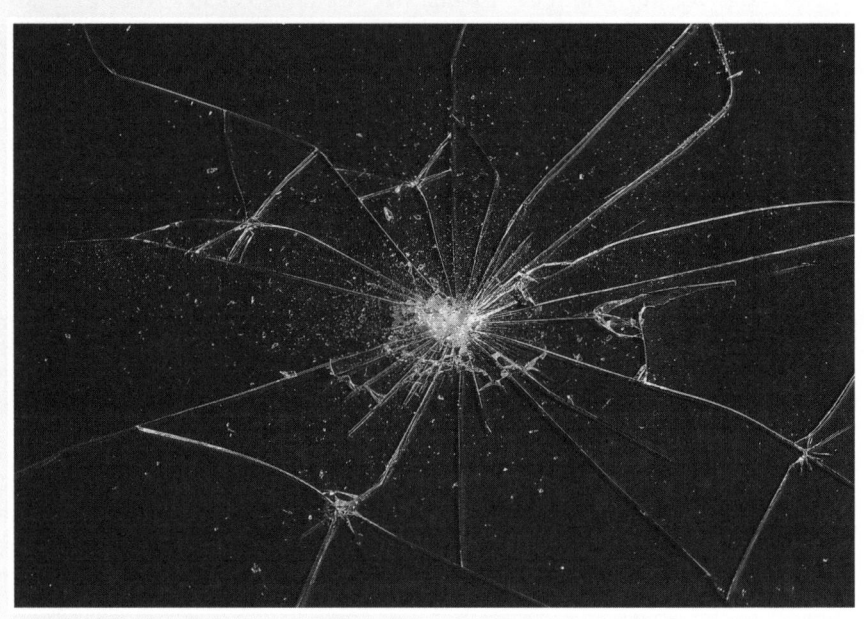

Kapitel 8

Vorbeugen ist besser als Heilen

Aus den Erfahrungen der letzten zwanzig Jahre müssen wir schließen, daß wir noch auf lange Zeit mit Drogen werden leben müssen. Sie werden als Angebot des schwarzen Marktes und – wenn es nach dem Willen einer Reihe von Politikern geht – auch als legales Angebot neben dem Alkohol und dem Tabak überall verfügbar sein.

Leistung für Lustgewinn

Unlängst hat ein Verhaltensforscher mit Blick auf die Suchtentstehung daran erinnert, daß wir uns auf unsere in der menschlichen Stammesgeschichte angelegten Lebensgrundlagen zurückbesinnen sollten: Über Millionen von Jahren hat sich die menschliche Art herausgebildet und entwickelt, aber erst seit einigen tausend Jahren löst sie sich von wichtigen Prinzipien und entfernt sich mehr und mehr von ihren Wurzeln. Trotzdem sind alte Triebregungen beim Menschen weiterhin wirksam und bestimmen sein Handeln, ohne daß wir uns dessen bewußt werden. Sie werden zwar durch die geistige Leistungsfähigkeit des Menschen überformt und können zeitweise auch unterdrückt werden, dennoch bleiben sie als wirksame Triebfedern unseres Tuns allgegenwärtig. Wenn es uns gelingt, den menschlichen Anlagen gemäß unser Leben neu einzurichten, so können wir zu mehr individuellem Glück gelangen und eine Vielzahl sogenannter »Zivilisationskrankheiten« vermeiden, unter ihnen die Sucht. Von größter Bedeutung für die Prägung der menschlichen Art ist das Leistungsstreben. Leistung ist im Ursprung immer mit Anstrengung verbunden und führt zu einem bestimmten Ziel. Wird das Ziel erreicht, so kommt es zur Entspannung, die als Lust empfunden wird. Zwischen den stammesgeschichtlich angelegten Trieben und der natürlichen Umwelt, in der wir leben, besteht im Idealfall ein Ausgleich. Diese Triebe steuern bis zu einem gewissen Grad das Ausmaß der täglichen Bewegung, der Auseinandersetzung mit Rivalen, der aufzubietenden Aggressivität (Angriffslust), der sexuellen Betätigung und der Neugier. Wir sind noch heute im Grunde unseres Wesens Jäger und Sammler; wir sind auf Anstrengung und Leistung angelegt, nicht auf das Schlaraffenland (v. Cube).

Dort nun, wo die Lust ohne Anstrengung zu erreichen ist, zum Beispiel vor dem Fernseher, wo man seine Triebe rasch und leicht und oft befriedigen kann, bleibt der Leistungsanreiz aus. Verschiedene Formen der *Verwöhnung* setzen ein. Sie führen zu Leistungsnachlaß und Langeweile. Höchste Lust wird im allgemeinen durch einen Sieg erreicht. Dieser ist mit Anstrengung verbunden. Wer möchte aber nicht auch einmal das Lustgefühl des Sieges ohne vorhergehende Anstrengung erleben? Das kann er zum Beispiel durch Drogenkonsum, durch den Rausch. Süchtige fühlen sich oft auch als Sieger, und sie gelangen dazu ohne jede Anstrengung. Dieses Erlebnis ist so attraktiv, daß man es immer wieder herbeiführen will. So kann es nach Auffassung der Verhaltensbiologie zur Ausbildung einer Sucht kommen.

Da wir uns fragen, was wir der Sucht entgegenzusetzen haben, können wir von hier aus eine Antwort geben: Wir müssen wieder erleben, wie wir durch Anstrengung zu höchster Lust gelangen können. Anstrengung und Risiko führen uns zum Sieg und damit zur Erfüllung. Wir überwinden die Angst, folgen unserer Neugier und gelangen zu Erkenntnissen, die uns immer mehr Erfahrung und Sicherheit im Leben geben. Je sicherer wir im Umgang mit den Anforderungen des Alltags sind, desto sicherer kommen wir ohne Drogen aus, und desto klarer ist jede Suchtentwicklung zu vermeiden. Je mehr Aufgaben wir bewältigen können und je mehr Probleme wir zu lösen imstande sind, desto selbstsicherer werden wir sein, und desto mehr Spaß und Freude werden wir erleben. Bei solchen Menschen hat die Sucht kaum eine Chance.

Das Gespräch suchen

Wer mit Jugendlichen über Drogen und die damit zusammenhängenden Gefahren sprechen will, muß selbst gut informiert sein. Sich zu informieren ist zwar weder aufwendig noch mühsam, aber ein bißchen Zeit und Interesse erfordert es doch. Das ist aber ein verhältnismäßig geringer Preis für ein Vorgehen, das zu großen Erfolgen führen kann. Denn das Gespräch mit der nachfolgenden Generation ist schon dann erfolgreich, wenn es uns gelingt, Fragezeichen anzubringen an vermeintlich unstrittigen Auffassungen. Dem Gespräch sollten wir jedenfalls nicht aus dem Wege gehen, und wir sollten zu unserer begründeten Meinung auch dann stehen, wenn wir wenig Unterstützung bekommen. Keinesfalls darf es dazu kommen, daß wir Andersdenkenden aus dem Weg gehen und uns sagen, es habe keinen Zweck, mit ihnen zu reden.

Die Freiheit des Handelns erhalten

Wir müssen aber auch lernen, die Meinung anderer anzuerkennen. Wir werden nicht jeden Gesprächspartner zu unserer eigenen Auffassung »bekehren« können. Im Gegenteil: In den allerwenigsten Fällen wird uns das gelingen. Niemand darf sich durch uns bevormundet fühlen. Wir dürfen nicht unduldsam sein. Wir dürfen keine Vorschriften machen. Unsere Meinung müssen wir begründen, sonst sind wir nicht glaubwürdig.

Auf Pubertätsprobleme achten

Entwicklungsjahre während der Adoleszenz sind Krisenzeiten. Es beginnt die notwendige äußere und innere Ablösung von den Eltern, ein besonders wichtiger Zeitabschnitt für das spätere Leben. Die Interessen richten sich von der Vorbildrolle der Eltern weg, meist Gleichaltrigen zu. Manchmal entwickelt sich aus der kritischen Zeit der Pubertätsphase eine regelrechte Pubertätskrise, also eine einschneidende und tiefgreifende Störung der heranreifenden Persönlichkeit. Dazu zählen vorübergehende depressive Verstimmungen, Zustände von Reizbarkeit, abweisendes Verhalten, unter Umständen aber auch eine Neigung zum Rückzug. Das sind Erscheinungen, die bisher jede Generation betroffen haben. Leider wiederholt sich auch die Reaktion der Erwachsenen darauf: Sie neigen nämlich dazu, ihre eigenen Probleme aus dieser Zeit zu vergessen oder zu verdrängen, und nehmen sich das Recht, die Sorgen der Jüngeren als unerheblich abzutun. Es kommt aber gerade darauf an, daß die Erwachsenen die Sorgen der heranwachsenden Generation verstehen, daß sie sich hineinversetzen in deren Lage und berücksichtigen, daß nicht verschiedene Menschen gleiche Lasten in gleicher Weise tragen können. Entscheidend ist die Fähigkeit des einzelnen, die Sorgen und Belastungen seines Lebens zu bewältigen und mit ihnen umzugehen. Dazu müssen wir uns Zeit nehmen, sonst werden wir den Problemen nicht gerecht.

Den Kontakt nicht verlieren

Auch wenn sich zwischen Partnern trennende Gegensätze aufbauen, darf der Kontakt nicht abbrechen. Gerade in solchen Situationen ist es um so wichtiger, ihn zu erhalten. Das Gespräch muß fortgeführt werden, denn Kontakt schafft meist Geborgenheit, nur selten Unbehagen. Sollte dem Jugendlichen der Kontakt und das Gespräch mit uns Unbehagen schaffen, müssen wir überlegen, ob wir nicht schon verspielt haben. Gerade wenn sich Hinweise ergeben, daß unsere Kinder Drogen konsumieren, müssen wir, die Erwachsenen, den Kontakt aufrechterhalten. Wenn unsere Kinder nicht mehr mit uns sprechen, ist die Vertrauensbasis verlorengegangen. Solange wir miteinander sprechen, haben wir immer noch Zugang zu ihnen, sind wir nicht Fremde für sie. Jede Therapie beginnt im übrigen mit einer Kontaktphase. Kontakt ist die wesentliche Voraussetzung für jedes Gespräch. Und Gespräche sind gerade dann vonnöten, wenn sich Kinder von uns abwenden.

Das Miteinander pflegen

In der Familie müssen wir mehr miteinander sprechen. Wir dürfen uns nicht dauernd zurückziehen hinter Verpflichtungen. Wir müssen Zeit füreinander haben. Alles andere muß zurückstehen können. Stunden, die wir miteinander verbringen, sind nicht verloren, weder für uns selber noch für unsere Partner in der Familie oder an anderem Ort. Menschen leiden besonders stark, wenn sie niemanden haben, mit dem sie einmal ohne Zeitdruck sprechen können und von dem sie sich angenommen fühlen.

Gemeinsame Interessen entwickeln

Um unsere Freizeit und die unserer Kinder besser ausfüllen zu können, müssen wir gemeinsame Interessen finden. Es gibt sie ohne Zweifel. Abende und Wochenenden können mit sinnvollen Betätigungen verbracht werden. Dabei kann es um einfache Dinge gehen: einen Spaziergang, ein Vogelhäuschen, ein Haustier oder einen Museumsbesuch. Davon kann jeder profitieren, und auf diese Weise bilden sich bald selbstverständlich erscheinende Gemeinsamkeiten heraus, die zur Festigung der Beziehung, zur Offenheit und zum gegenseitigen Verständnis beitragen können.

Sich für den Partner einsetzen

Wir können nicht nur gemeinsam etwas unternehmen, um die Freizeit sinnvoll zu verbringen, sondern wir können uns auch für den Partner, meist also für unsere Kinder, persönlich engagieren. Sie haben Bedürfnisse, die wir befriedigen können, und wo das nicht möglich ist, sollten wir darauf eingehen und dies begründen. Wir können voneinander lernen, auch als Erwachsene von einem Kind. Da brauchen wir uns nicht zu schämen, wenn wir etwas nicht wissen oder wenn uns eine bestimmte Sichtweise einer Sache bisher entgangen ist, obwohl wir schon so alt geworden sind.

Sich am Leben freuen

Wir sollten nach außen (und nach innen) Lebensfreude vermitteln. Es ist keine Schande, sich über das Leben zu freuen, das aus vielen, oft sehr schlichten Einzelbereichen besteht. Ein Beispiel:

Vergnügungen
Der erste Blick aus dem Fenster am Morgen
Das wiedergefundene alte Buch
Begeisterte Gesichter
Schnee, der Wechsel der Jahreszeiten
Die Zeitung
Der Hund
Die Dialektik
Duschen, Schwimmen
Alte Musik
Bequeme Schuhe
Begreifen
Neue Musik
Schreiben, Pflanzen
Reisen
Singen
Freundlich sein.

Bertolt Brecht

Die Kräfte einteilen

Unsere Kräfte sind nicht unbegrenzt. Wir ermüden leicht, und wir sind erschöpft, wenn wir den ganzen Tag gearbeitet haben. Wir haben Sorgen und Probleme, und wir sind nicht immer zu erneuten Leistungen aufgelegt. Das müssen wir unseren Kindern erklären, und dann werden sie sicher leichter verstehen, daß wir nicht immer vor Energie sprühen. Sie selbst müssen ebenfalls lernen, ihre Kräfte einzuteilen. Sie müssen erkennen, daß man sich auch leicht überfordern kann. Davor kann man sich aber bei kritischem Umgang mit den eigenen Kraftquellen bewahren.

Alles fördern, was Drogen überflüssig macht

Hierfür gibt es viele Beispiele, unter anderem: Spaß, Lernen, Gemeinschaft, Partnerschaft, Bindung, mit Konflikten umgehen, Probleme lösen, Belastungen tragen, Bedrohungen meistern, anderen helfen, die eigenen Grenzen respektieren, sich selbst kennenlernen, die eigene Person in den Hintergrund stellen, verzichten und genießen lernen, Frustrationen ertragen, sich gegen Unrecht wehren; nur das tun, was man selbst als richtig erkannt hat; sich dafür auch einsetzen; nicht aufgeben, nicht ablenken lassen, zu eigenen Überzeugungen stehen.

Die Probleme nicht zerreden

Eine Gefahr im Umgang mit dem Drogenproblem ist in den endlosen Meinungsäußerungen einer Vielzahl von Menschen zu sehen, die zur Diskussion eigentlich mangels Sachkunde gar nichts Nützliches beitragen können. Aber jeder hat zu diesem Problem eine Meinung, und die wenigsten sind kritisch genug, sie als Privatsache zu betrachten. Viele fühlen sich berufen, sich zu äußern, und als besonders mutig gilt es, alles zu kritisieren, was bisher im Drogenbereich für richtig gehalten und getan wurde. Überall findet man ein Haar in der Suppe. Nichts ist perfekt. Alles ist angreifbar. Kritischer Umgang mit der Wirklichkeit zeichnet den aufgeklärten Menschen aus. Aber kleinliche Kritik an allem und jedem führt zur Handlungsunfähigkeit. Sie entspricht meist einem negativen Selbstbild dessen, der die Kritik vorträgt, und einem negativen Bild von der Welt, das er sich als Lebensgrundlage geschaffen hat. Wir müssen gemeinsam Wege finden, um mit dem Drogenproblem sinnvoll umzugehen. Je länger wir darüber diskutieren, desto brennender wird das Problem, und desto schwerer wird es anzugehen sein.

Wenn wir uns die Vielzahl von Möglichkeiten anschauen, die im vorstehenden Abschnitt aufgeführt worden sind, so finden sich darunter viele, die sich leicht verwirklichen lassen. Wenn wir uns danach richten, dann ist aber keineswegs garantiert, daß die Entwicklung unserer Kinder und unserer Familien in die gewünschte Richtung gehen wird. Es bleibt immer noch viel Raum für Fehlentwicklungen und unerwünschtes Verhalten. Wenn wir insgesamt aber informiert sind und das Drogenproblem wachen Auges betrachten, sind wir am ehesten imstande, Herausforderungen zu bewältigen, die uns sonst das Leben schwermachen können.

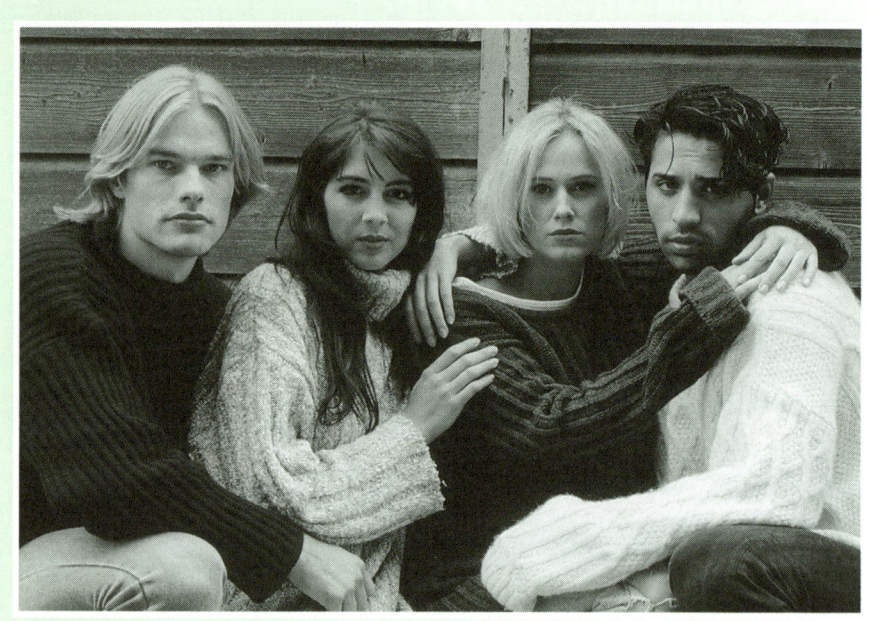

Kapitel 9

Sucht erkennen und behandeln

Abhängigkeit erkennen

Viele Menschen haben die Vorstellung, es sei zumindest für einen Experten, aber auch für Eltern und Lehrer durchaus möglich, einen Abhängigen am äußeren Erscheinungsbild zu erkennen. Hat er nicht enge Pupillen, riecht er nicht nach Haschischrauch, hat er nicht gerötete Bindehäute? Ist nicht der Blick unstet, flackernd, wäßrig, wirkt er nicht wie der eines Menschen, der etwas zu verbergen hat? Alle diese vermeintlichen Merkmale existieren bei Drogenabhängigen nicht. Ein Drogenkonsument oder -abhängiger ist am ehesten an seinem Verhalten zu erkennen oder genauer gesagt: an seinen **Verhaltensänderungen gegenüber früher**. Abrupte, sonst nicht zu erklärende Verhaltensänderungen sind zwar gerade in dem Lebensalter, um das es hier geht, nicht selten. Sie müssen uns aber auch daran denken lassen, daß sie ihre Ursache im Drogenkonsum haben können. Wenn pünktliche, zuverlässige, sparsame Jugendliche plötzlich unpünktlich und unzuverlässig werden und noch dazu ständig pleite sind, kann Drogenkonsum dahinterstecken. Eindeutige Symptome sind das natürlich nicht, höchstens Hinweise.

Dazu zählen auch **Leistungseinschränkungen**, die sich vor allem in der Schule bemerkbar machen. Hier ist gerade seitens der Lehrer und Erzieher daran zu denken, daß Drogenkonsum die Ursache sein kann. Häufiger regelmäßiger Haschischkonsum führt zu geistigen Minderleistungen, in erster Linie im Bereich des Denkens und Wahrnehmens. Ähnliches tritt auch bei Opiatkonsum ein, auch beim Kodein und Methadon. Aber in solchen Fällen ist die Sucht schon fortgeschritten und sind die Betreffenden längst anderweitig auffällig geworden. Bei Amphetamin- und Kokainkonsum können eine irrlichternde Unruhe und eine Steigerung des Antriebs und der Stimmungslage auffallen, die in gar keinem vernünftigen Verhältnis zum sonstigen Erscheinungsbild des Jugendlichen stehen.

Verhaltens- und Leistungsveränderungen sind also diejenigen Zeichen, die uns Hinweise auf den zugrundeliegenden Drogenkonsum geben können, nicht das äußere Erscheinungsbild. Und: Eindeutige, klare Erkennungsmerkmale, die beweisend für Drogenkonsum sind, gibt es im allgemeinen nicht.

Beim Alkohol sieht das im Prinzip nicht anders aus. Allerdings kann man den chronischen Alkoholkranken mit Wahrscheinlichkeit an seinem geröteten Gesicht erkennen. Es ist eines von mehreren Merkmalen, die auf die Trunksucht hinweisen. Die anderen Symptome sind gerötete Bindehäute und Alkoholgeruch aus dem Mund. Auch hier sind aber die Verhaltensänderungen bedeutsam für die Erstdiagnose durch den Laien. Allerdings bildet sich eine Trunksucht meist über längere Zeiträume hinweg aus, so daß mit kurzfristigen Änderungen des Verhaltens- und Leistungsbildes nicht zu rechnen ist.

Mit Abhängigen sprechen

Alle vorstehend beschriebenen Merkmale sind aber schwer verwertbar, wenn man den persönlichen Kontakt zu dem Abhängigen nicht hat. Süchtige sind in der Kunst des Täuschens und Vorspiegelns sehr gewandt. Deshalb kommt es darauf an, daß wir mit den Betreffenden im Gespräch bleiben. Das gilt vor allem für Eltern, Lehrer und Erzieher. Der Kontakt zu den Jugendlichen darf nicht abreißen. Wir müssen ihr Vertrauen behalten. Wenn Jugendliche uns vertrauen, werden sie uns auch mitteilen, was sie in ihrer Freizeit tun, welche Konflikte sie beschäftigen und ob sie sie bewältigen können. Solange Offenheit im Gespräch die tragende Säule unserer Beziehung bleibt, besteht die Möglichkeit, daß wir über den Drogenkonsum Informationen erhalten. Dann sind wir auf äußere Erkennungsmerkmale einer Sucht auch nicht angewiesen. Es ist besser, auf der Vertrauensbasis die Themen anzusprechen, die die Jugendlichen (und uns) bewegen, als durch mehrdeutige Schlußfolgerungen aus unklaren Hinweisen zu einer ungewissen Diagnose zu gelangen. Wenn wir mit den Jugendlichen nicht mehr sprechen können, haben wir verspielt, wenn der Kontakt abreißt, haben wir schlechte Karten. Dann sollten wir versuchen, die Fäden neu zu knüpfen und das verlorene Vertrauen zurückzugewinnen.

Informiert sein – eine klare Haltung einnehmen

Wichtig ist es auch, sich selbst ausgiebig über die Dinge zu informieren, mit denen die Jugendlichen zu tun haben. Wir müssen ein gutinformierter Gesprächspartner sein, sonst werden wir von vornherein abgelehnt. Wer nicht weiß, was der Unterschied zwischen Haschisch und Heroin ist und wie Kokain wirkt, was mit Joint und Junkie gemeint ist, der hat keine Chance, als Partner in der Auseinandersetzung über eventuell einzuschlagende Wege angenommen zu werden.

Fachleute müssen wir nicht sein, aber ein Mindestmaß an Interesse an der Sache müssen die Jugendlichen schon spüren können. Das wird aber nur dann der Fall sein, wenn wir selber Bescheid wissen. Etwas ablehnen, das man nicht kennt, ist eine Haltung, die als unglaubhaft gilt und die nicht überzeugend wirkt. Unsere Haltung dem Drogenproblem gegenüber sollte auch klar und eindeutig sein und das eigene Verhalten, den eigenen Umgang mit Drogen und verwandten Stoffen einschließen. Hier sind Selbstkritik und das Eingeständnis eigener Schwäche oft hilfreicher als das Beharren auf eigenen Positionen bei gleichzeitiger Forderung nach Verhaltensänderung bei anderen. Vorbildverhalten ist gefragt. Bloße Autorität wird stumpf, wenn sie sich nicht durch überlegenes Verhalten ausweisen kann.

Der Weg zur Beratung

Kommt man zu der Erkenntnis, daß bei einem Kind/Jugendlichen Drogenkonsum oder -abhängigkeit vorliegt, so stellt sich die Frage nach den geeigneten Reaktionen darauf. Ich bin der Auffassung, daß nicht in *jedem* Falle sich ein Experte des Jugendlichen annehmen muß und daß beispielsweise ein gelegentlicher Haschischkonsum auch in einem Gespräch mit dem Lehrer oder dem Erzieher bzw. den Eltern erörtert werden kann. Überreaktionen sind hier eher schädlich. Häufig werden wir herausfinden, daß es sich um ein Probieren handelt; der Stoffkonsum selbst wird eigentlich innerlich abgelehnt. Die Einstellung der Jugendlichen geht oft dahin, daß Probieren unschädlich sei, daß daraus nichts Negatives erwachsen könne und daß man die Dinge ja durchaus im Griff habe. In der Regel stimmt das auch, denn in der Mehrzahl aller Fälle von Haschischkontakt stellen die Jugendlichen den Konsum nach wenigen

Versuchen wieder ein. Deshalb lohnt es sich aus meiner Sicht eigentlich nur, weniger bei einmaligem als vor allem bei häufigerem Konsum von Haschisch zu intervenieren. In jedem Fall sollten wir klarmachen, daß wir derartiges Verhalten nicht akzeptieren und daß wir eine Einstellung des Konsums bzw. eine erkennbare Verhaltensänderung erwarten. Gleiches gilt selbstverständlich bei häufigem Alkoholkonsum und bei der Einnahme illegaler Drogen wie LSD, Kokain, Heroin oder Designerdrogen.

Es nützt sicherlich nichts, wenn wir selbst die Betreffenden zur Drogenberatung »schleppen«, um sie dort gewissermaßen dem Fachmann zur weiteren Verfügung zu übergeben. Andererseits ist klar, daß in den angesprochenen Fällen ein Gespräch mit Eltern und Erziehern nicht ausreicht und der Kontakt mit einer Fachberatung erforderlich sein kann. Den Kontakt dorthin sollten wir vermitteln, aber er ist nur sinnvoll, wenn er in Übereinstimmung mit dem Willen und den Interessen des Jugendlichen erfolgt. Gegen den Willen eines Betroffenen vorzugehen, ist ein müßiges und fast immer erfolgloses Unterfangen, das wir lieber von vornherein bleiben lassen sollten.

Adressen von Beratungsstellen sind in vielen Büchern und Veröffentlichungen abgedruckt. Den besten Zugang zu örtlich zuständigen Beratungsstellen erhält man über das jährlich neu erscheinende »Jahrbuch Sucht«, das im Neuland Verlag Geesthacht von der DHS (Deutsche Hauptstelle gegen die Suchtgefahren) herausgegeben wird. Es enthält eine Fülle jeweils aktueller und brauchbarer Informationen. In jedem Bundesland existiert auch eine Landesstelle gegen die Suchtgefahren, die mit Informationen und Adressen weiterhilft. Ein Verzeichnis der in Betracht kommenden Beratungsstellen findet sich am Ende dieses Buches.

Sich nicht abwenden

Drogenabhängigkeit ist eine schwere Krankheit. Zwar sieht man nach außen vor allem sekundäre Folgen der Sucht wie Verwahrlosung, Verelendung, Zahnverfall, Abmagerung usw. Die eigentliche Krankheit läuft indessen im Inneren des Menschen ab; es sind seine seelischen Veränderungen, die die schwersten Schäden hervorrufen und die auch am schwierigsten zu behandeln sind. Solange Abhängige indessen Kontakte zu ihrer Herkunftsfamilie oder ihrer eigenen Familie unterhalten können, gibt es immer noch viele Hilfsmöglichkeiten. Der Abhängige kann von vielfältigen sozialen und persönlichen Stützen profitieren. Die Krankheit »Sucht« gerät in der Regel erst dann in ein neues, noch schwereres Stadium, wenn alle Brücken abgebrochen sind. Solche Süchtige empfinden ihre Lage dann als unkorrigierbar, aussichtslos und hoffnungslos. Sie verzweifeln und werden sich selbst und ihrem Schicksal gegenüber noch gleichgültiger, als sie es ohnedies schon vorher waren. Solange wir verhindern können, daß sie in ein solches Stadium der Verzweiflung geraten, sollten wir es tun, zumindest versuchen. Wir vermeiden damit das endgültige Abgleiten in einen Zustand bedrohlicher Selbstzerstörung, in der kein Gedanke mehr an Umkehr, Therapie, Besserung und Hoffnung ist.

Natürlich fällt es oft schwer, zu einem Menschen Kontakt zu halten, der sich äußerlich und innerlich bis zur Unkenntlichkeit verändert hat, dessen Maßstäbe nicht mehr die alten sind und der uns ablehnt, ja verachtet. Aber die Kraft dazu kann ein Gesunder in der Regel aufbringen, ein Süchtiger dagegen nicht. Also sind wir aufgefordert zu handeln. Dies gilt erst recht während der Behandlung. Ist es gelungen, einen Abhängigen in die Therapieeinrichtung zu bringen, so müssen wir weiter motivierend auf ihn einwirken, daß er die erste Zeit übersteht, daß er nicht aufgibt und daß er durchhält. Der Kontakt zu ihm im Rahmen der Regeln der jeweiligen Einrichtung kann entscheidende Impulse vermitteln, gerade zu einem Zeitpunkt, an denen der Abhängige kurz vor dem Aufgeben steht. Es gibt charakteristische Krisen während der Behandlung, und der Kontakt auch mit dem zuständigen Therapeuten ist oft genauso wichtig wie der mit dem Klienten. Warum ist die Verbindung während der Sucht, aber auch während der Therapie so wichtig? Vor allem deshalb, weil Sucht eine ausgeprägte Beziehungsstörung ist, weil sie sich im sozialen Umfeld des Abhängigen abspielt, weil sie in einer Ablehnung herkömmlicher Kontakte zugunsten spezieller neuer Kontakte besteht und weil sie schließlich Ersatz für Kontaktlosigkeit ist. Darin erschöpft sich nicht das Wesen der Sucht, aber es handelt sich hier um einen zentralen Punkt bei jeder Form der Abhängigkeit. Deshalb kommt es darauf an, daß wir den Kontakt zum Abhängigen in jedem Abschnitt der Sucht, aber auch der Therapie pflegen.

Was kann man tolerieren und was nicht?

Diese Frage stellt sich oft angesichts des häufig stark von üblichen Normvorstellungen abweichenden Verhaltens Drogenabhängiger im Alltag. Das beginnt bei alltäglichen Lebensgewohnheiten, etwa dem Aufstehen. Opiatsüchtige stehen meist erst gegen Mittag auf, zumal sie ja auch erst in den frühen Morgenstunden zum Schlafen kommen. Das wiederum hängt nicht selten mit den Notwendigkeiten im Rahmen der Beschaffung von Stoff zusammen. Abends und nachts ist in der Szene »mehr los« als am Tage. Die Abhängigen können dann besser Kontakt mit anderen Abhängigen aufnehmen, sich in den Handel einschalten und sich durch »Checken« (Vermitteln und Zusammenbringen von Käufern und geeigneten Verkäufern) ihren Stoffanteil verdienen, den sie selbst benötigen. Zu den Lebensgewohnheiten gehört auch die Art des Wohnens, die Auffassung über Ordnung und Pflicht, die Einstellung gegenüber Leistungsanforderungen, Arbeit u.ä. Im Zustand einer fortgeschrittenen Sucht kann der Abhängige einer Erwerbstätigkeit nicht mehr nachgehen. Ebenso kommt es zu auseinanderklaffenden Auffassungen über Leistung und Pflicht. Hier ist Toleranz von seiten der Außenstehenden erforderlich, um den Bruch nicht frühzeitig herbeizuführen. Aber auch die Ernährungsgewohnheiten weichen von üblichen Vorstellungen der Umgebung ab, in gleicher Weise die Gesundheitsvorsorge, überhaupt der Umgang mit dem eigenen Körper. Vernachlässigung von Zahnpflege, Körperpflege und äußerem Erscheinungsbild, Sprechweise und benutztes Vokabular sind Dinge, die wir hinnehmen müssen und bei einiger Geduld auch hinnehmen können.

Der Beschaffungsdruck zwingt meist zur Geldbeschaffung. Dies geschieht häufig durch Verkauf von Wertgegenständen, auch durchaus aus fremdem Besitz, z.B. dem der Eltern und der Familie. Abhängige sehen sich nicht selten auch gezwungen, zu täuschen, zu betrügen und zu stehlen, weil sie keine andere Möglichkeit mehr sehen, ihren Stoffbedarf sicherzustellen. Hier wird es für die meisten Familienmitglieder problematisch, ob sie weiterhin gute Miene zum bösen Spiel machen sollen. Ob man den abhängigen Sohn oder die abhängige Tochter mit Geldzuwendungen »über Wasser« halten soll – etwa unter der Vorstellung, sie auf diese Weise von der Beschaffungskriminalität fernzuhalten –, ist eine offene und meist gegensätzlich diskutierte Frage. Die einen sagen: Das verlängert nur die Sucht und den Prozeß der Einsicht. Die anderen sagen: Der darin zum Ausdruck kommende Zusammenhalt stabilisiert die Seele und das Gemüt und verhindert das Abgleiten in die Kriminalität. Wir kennen Belege für die Richtigkeit beider Argumente. Die Mutter, die den Tod des Sohnes auch dadurch nicht verhindern konnte, daß sie ihn immer wieder bei sich aufnahm und finanziell und persönlich unterstützte, ist uns genauso bekannt wie die Eltern, die sich nach dem Tod des Sohnes Vorwürfe machen, weil sie ihn »fallengelassen« hatten. Klar ist indessen, daß jede Form der Kumpanei mit Abhängigen sich nachteilig auf die Suchtentwicklung auswirkt und daß es die immer wieder klar gezeigte Distanz zum Suchtverhalten ist, die am ehesten ein Signal zur Umkehr setzen kann.

Wie stärkt man sich selbst den Rücken?

Als Außenstehender, aber zugleich Mitbetroffener, sollte man Kenntnisse über die Drogenabhängigkeit aufweisen. Das haben wir bereits mehrfach betont. Diese Kenntnis kann man sich durch eine Vielzahl von Schriften aneignen, die relativ preiswert erhältlich sind. Am Ende des Buches findet sich ein entsprechendes Verzeichnis.

Persönlichen Rat kann man sich auch bei Selbsthilfegruppen holen, die sich inzwischen bundesweit formiert haben. Hier sind in erster Linie die Elternkreise zu nennen, die aus dem persönlichen Betroffensein durch die Problematik der Drogenabhängigkeit eines Familienmitglieds entstanden sind. Hier findet man gleichgesinnte, betroffene Eltern, die die eigene Situation bereits kennen und mit Rat und Tat zu helfen bereit sind. Während viele Beratungsstellen sich vor allem der Abhängigen selbst annehmen, sind Elternkreise die geeignete Gruppierung, um praktische Fragen im Zusammenhang mit der Sucht eines Familienmitglieds zu erörtern.

Wie finde ich eine geeignete Behandlungseinrichtung?

Auch hierzu gibt es Verzeichnisse. Einen Auszug finden Sie am Ende dieses Buches. Grundsätzlich sollte man sich im Falle einer Abhängigkeit zuerst an eine entsprechende Beratungsstelle in der Umgebung wenden, um das Vorgehen in einem solchen Fall zu besprechen. Nichts geht im übrigen ohne den Abhängigen selbst, und schon gar nichts geht gegen ihn, das haben wir bereits ausgeführt. Er selbst muß in diese Beratung gehen, um zu erkennen, in welcher Situation er sich befindet und wie er aus ihr herausfinden kann. Die konkreten Schritte dazu folgen auf die Einsicht, die in der Beratung geweckt worden ist.

Behandlung einer Opiatsucht

Nach der Beratung der Eltern und des Abhängigen oder des Abhängigen allein soll es zu einem Prozeß der Einsichtsbildung kommen. Das ist der Zweck der Beratung. Die Einsicht soll dazu führen, daß der Abhängige sich entschließt, Schritte in Richtung einer Behandlung seiner Sucht zu unternehmen. Er muß begreifen, daß er sein Problem nicht allein lösen kann. Er braucht Hilfe von außen. Sein Wunsch, von der Droge wegzukommen, läßt sich von ihm allein ohne Unterstützung durch Fachleute nicht verwirklichen.

Wer trägt die Kosten?

Die Drogenberater erklären dem Abhängigen, was er tun muß, um eine Therapie zu machen. Er braucht eine Entgiftung und den dazugehörigen Platz in einer speziellen Klinik. Er muß sich eine geeignete Therapieeinrichtung aussuchen, die ihn grundsätzlich aufnehmen will. Er benötigt dazu eine Kostenzusage der Krankenkasse bzw. der Sozialversicherung, die für ihn zuständig ist, oder des Sozialamts, wenn er nicht kranken- bzw. rentenversichert ist. Die Kosten werden in jedem Fall übernommen; der Abhängige selbst bleibt nicht auf den Kosten sitzen. Es ist oft nur eine Frage der Zuständigkeit, und die gilt es rechtzeitig zu klären. Die Einrichtungen, die Entgiftung und vor allem Therapie durchführen, wollen nämlich die Gewißheit haben, daß sie sich nicht selber um die Begleichung der entstehenden Rechnungen kümmern müssen.

Wenn die Kostenfrage geklärt ist und eine Kranken- bzw. Rentenversicherung oder das Sozialamt sich bereit erklärt hat, die Kosten zu übernehmen, dann muß mit den vorher ausgesuchten konkreten Einrichtungen erneut Kontakt gesucht werden, damit nun – bei vorliegender Kostenzusage – ein Termin für die Aufnahme in der Therapieeinrichtung festgelegt werden kann. Dieser Termin kann kurzfristig liegen; es kann aber auch einige Monate dauern, bis ein Platz frei wird. Steht der Aufnahmetermin fest, muß eine Vereinbarung mit der Entgiftungsklinik getroffen werden, damit der Abhängige etwa 10–14 Tage vor dem Antritt der drogenfreien Langzeittherapie dort zur Entgiftung aufgenommen werden kann. Denn in der Therapieeinrichtung muß er »clean« (drogenfrei) ankommen, er muß entgiftet sein. Das machen die Therapieeinrichtungen in der Regel nicht selber.

Was tun bis zur Aufnahme in die Klinik?

Wie der Abhängige die Zeit bis zur Aufnahme in die Entgiftungsklinik verbringt, liegt bei ihm. In der Regel muß er sich durchschlagen, ohne daß ihm konkrete therapeutische Hilfe zuteil wird. Natürlich wird er den Kontakt mit der Beratungsstelle halten, auch den mit der Langzeittherapieeinrichtung, aber bezüglich seiner Lebensweise bleibt er meist mit sich allein. Es wäre gut, wenn es hierfür Übergangseinrichtungen gäbe, die der Abhängige zur Überbrückung der Wartezeit einfach ohne jede Bedingung aufsuchen könnte. In den bestehenden Überbrückungseinrichtungen ist die einzige Bedingung für die Aufnahme die Bereitschaft zu drogenfreiem Leben; dazu muß der Abhängige (mit Unterstützung von seiten der Einrichtung) imstande sein. Aber derartige »Heime« für einen begrenzten Zeitraum ohne therapeutischen Anspruch, nur zur Überlebenshilfe und zur Überbrückung von Notsituationen, gibt es bisher nur wenige, so daß die meisten Abhängigen sich selbst überlassen bleiben, bis sie endlich die angestrebte Behandlung beginnen können. Daß in dieser Zeit vieles auch an Motivationsverlust und Abkehr von den neugesetzten Zielen geschehen kann, ist klar.

Wie sieht die Entgiftung aus?

Ist die Wartezeit aber endlich überwunden, sucht der Abhängige – meist in Begleitung seines Drogenberaters – die Klinik zur Entgiftung auf. Hier wird er unter Umständen Bedingungen vorfinden, die speziell für seine Bedürfnisse geschaffen wurden. Es gibt mittlerweile an einer

Reihe von Orten Entgiftungsstationen, die meist an bestehende psychiatrische Kliniken angeschlossen sind. Auf einer solchen Station trifft der Abhängige auf Personal, das aus Ärzten, Psychologen, Sozialarbeitern und Schwestern/Pflegern besteht, die speziell für die Entgiftung Opiatsüchtiger ausgebildet sind. Sie kennen sich aus in den Möglichkeiten und Grenzen einer Therapie.

Die Entgiftung findet meist unter geschlossenen Bedingungen statt, das heißt, der Abhängige kann die Station während der ersten Zeit der Entgiftung nicht verlassen. Damit muß er sich einverstanden erklären, auch damit, daß man seine Sachen und das Gepäck auf Drogen untersucht. Auf der Station wird er in der Regel vom ersten Tag an drogenfrei leben, er erhält auch keine Ersatzstoffe. Wenn er aber Entzugserscheinungen entwickelt, erhält er in der Regel ein Medikament, das ihm den Entzug erleichtert und verkürzt. Innerhalb weniger Tage hat er die Entgiftung überstanden. Die restliche Zeit wird mit medizinischen Untersuchungen ausgefüllt, damit seine Begleitkrankheiten erkannt und behandelt werden können. Sind die vorgesehenen 10–14 Tage um, ist er meistens »aus dem Gröbsten heraus« und kann den Weg in die drogenfreie Langzeittherapie (Entwöhnung) – wieder in Begleitung seines Drogenberaters – antreten.

Wie sieht die Entwöhnung aus?

Auch dort liegt der Schwerpunkt auf drogenfreiem Leben. Die Einrichtungen liegen meist etwas abseits von den Ballungsräumen der großen Städte. In den ersten Wochen und Monaten muß sich der Abhängige mit erheblichen Einschränkungen seiner Bewegungs- und Handlungsfreiheit abfinden. Er wird in eine Gruppe von Abhängigen eingegliedert, denen es nicht anders geht als ihm. Vieles macht die Gruppe gemeinsam: essen, schlafen, arbeiten, Gruppentherapie, Freizeitaktivitäten. Daneben gibt es Einzeltherapie, Sport, Werken, Reinigungsdienst und vieles andere, so daß die Zeit nicht lang wird. An die Stelle des Drogenkonsums tritt mehr und mehr sinnvolle Tätigkeit. Drogenkonsum wird auf diese Weise überflüssig. Er wird ersetzt durch andere Dinge, die teilweise Spaß machen, teilweise aber auch mühsam sind, so wie das ganz normale Leben auch aus ähnlichen Abfolgen von Tätigkeiten besteht.

Der Weg nach draußen

Allmählich werden die Freiheitsbeschränkungen in den Einrichtungen immer mehr zurückgenommen. Mit wachsendem Abstand vom Drogenkonsum traut man dem Abhängigen mehr eigene Entscheidungsfreiheit zu. Allmählich baut man Kontakte nach außen auf. Zukunftspläne werden immer konkreter, schließlich in die Tat umgesetzt. Nach einer Zeitdauer von neun bis zwölf Monaten beginnt der Abschnitt der Wiedereingliederung des Abhängigen. Er muß Wohnung, Arbeit, Freizeitbeschäftigung, Freunde, Interessen, Aktivitäten finden, damit er ein angepaßtes drogenfreies Leben führen kann. Nach 12–15 Monaten kann dieses Ziel erreicht sein. Der Abhängige geht in eine Wohngemeinschaft, die noch lose therapeutisch betreut wird, oder er macht sich selbständig in eigener Wohnung. Er hat nun gute Aussichten, auf Dauer ein Leben ohne Drogen zu führen. Von der Drogenszene seiner Heimatstadt muß er sich fernhalten. Wenn er diesbezüglich oder auch anderweitig Probleme bekommt, kann er sich wieder an seinen Drogenberater wenden. Er kann aber auch versuchen, seine Probleme selber zu lösen oder die Hilfe seines Partners oder von Freunden und Bekannten in Anspruch nehmen. Er ist ja jetzt ein sozial selbständiger, eigenverantwortlich lebender Mensch und kein Abhängiger mehr.

Was tun bei Therapieabbruch und Rückfall?

Zur Sucht gehört allerdings auch der Rückfall. Damit müssen wir leben. Nur etwa ein Drittel aller Abhängigen, die eine Therapie durchlaufen, bleibt dauerhaft bei einem drogenfreien Leben. Zwei Drittel werden rückfällig, gelangen wieder an Drogen und sind dann erneut nicht imstande, aufzuhören.

In einer solchen Situation ist aber nicht alles verloren. Wir müssen dann erneut Anstrengungen unternehmen, um dem Drogenabhängigen nochmals den Weg aus der Sucht zu ermöglichen. Wieder muß er zu einer Motivation in Richtung drogenfreien Lebens gelangen können, und wieder kommt es darauf an, ihn zu ermutigen und bei der Stange zu halten, damit er erneut eine Chance erhält.

Dabei ist ein Rückfall nicht immer nur als Versagen des Abhängigen zu erklären. Es liegt naturgemäß nahe, den Abhängigen selbst für sein (rückfälliges) Verhalten verantwortlich zu machen. Aber das ist nicht die einzige Erklärung. Abbruch und Rückfall sind auch Ausdruck der fortbestehenden Abhängigkeit. Sucht und Abhängigkeit sind offenbar stärker organisch begründete Krankheiten, als das immer angenommen wird. Sie greifen nicht nur in den seelischen Bereich des Menschen ein, sondern auch in seine körperlichen Grundfunktionen. Sie bahnen und verfestigen Verhaltensweisen, die dem einzelnen unter Umständen zunächst fremd sind, von denen er sich indessen nach einer genügend langen Zeit nicht mehr lösen und die er nicht mehr aus eigener Kraft überwinden kann. Hier treten die verschiedenen Anteile der Sucht am deutlichsten hervor. Der körperliche Anteil zeigt sich gerade beim Rückfallgeschehen, indem er zu Verhaltensweisen führt, die eben suchttypisch sind und vom betroffenen Menschen nicht als gewollt erlebt werden. Es ist so, als ob die Sucht sich als eine Art mächtiger Fremdinstanz im Organismus des Menschen eingenistet hätte und von dort aus sein Verhalten wesentlich mitbestimmt. Selbstverständlich hat der Mensch auch einen freien Willen, der sein Handeln wesentlich steuert, aber die Sucht greift hier entscheidend ein und verengt die Willensfreiheit des einzelnen Menschen mehr und mehr.

Abbruch und Rückfall sind so dem einzelnen durchaus zuzurechnen. Er trägt Mitverantwortung, aber er ist offensichtlich auch Zwängen ausgesetzt, die wir der fortbestehenden Sucht zuordnen müssen. Es kommt deshalb darauf an, dem Abbruch und dem Rückfall mit den Mitteln erneuter Motivationsbildung und Therapie zu begegnen. Für viele ist der Rückfall eine wichtige Erfahrung. Man muß ihn positiv werten und daraus lernen. So kann er Kräfte freisetzen, die für eine erneute Therapie notwendig sind. Oberster Grundsatz ist: Nicht aufgeben!

Nützliche Adressen

An dieser Stelle können nicht alle Beratungsstellen und Hilfseinrichtungen für Suchtkranke in Deutschland aufgeführt werden. Deshalb beschränken wir uns auf übergeordnet tätige Verbände, Landesstellen und Ministerien (nach Postleitzahlen geordnet). Darüber hinaus existiert eine Vielzahl praktisch tätiger Einrichtungen, die aber den übergeordneten Stellen bekannt sind und die dort abgefragt werden können.

Ein relativ umfassendes Verzeichnis findet sich in dem jährlich erscheinenden »Jahrbuch Sucht«, das die Deutsche Hauptstelle gegen die Suchtgefahren herausgibt. Ihre Anschrift: Postfach 13 69, 59003 Hamm oder Westring 2, 59065 Hamm.

Telefon: 0 23 81/90 15-0, Telefax: 0 23 81/1 53 31.

Darüber hinaus geben auch die einzelnen Länderministerien meist jährlich neu erscheinende Verzeichnisse der in ihrem jeweiligen Bundesland tätigen Einrichtungen der Suchtkrankenhilfe heraus. In diesem Verzeichnis finden sich sowohl die Beratungsstellen als auch die Fachkliniken und sonstigen stationären Einrichtungen für Suchtkranke.

Sächsisches Staatsministerium für Soziales, Gesundheit und Familie
Albertstr. 10
01097 Dresden
Telefon 03 51/5 64-76 70
Telefax 03 51/5 64-77 88

Sächsische Landesstelle gegen die Suchtgefahren
Schönbrunnstr. 5
01097 Dresden
Telefon u. Telefax: 03 51/8 04 55 06

Landesstelle Berlin gegen die Suchtgefahren e.V.
Gierkezeile 39
10585 Berlin
Telefon 0 30/34 80 09-0
Telefax 0 30/34 80 09 50

Senatsverwaltung für Schule, Jugend und Sport Berlin Referat für Drogenfragen – VG – Landesdrogenbeauftragte
Am Karlsbad 8–10
10785 Berlin
Telefon 0 30/26 54-25 73 oder -25 79
Telefax 0 30/26 54-23 21

Ministerium für Arbeit, Soziales, Gesundheit und Frauen – Abt. Gesundheit
Postfach 60 11 63
14411 Potsdam
Telefon 03 31/8 66-55 97
Telefax 03 31/8 66-56 99

Brandenburgische Landesstelle gegen die Suchtgefahren e.V.
Schopenhauerstr. 26
14469 Potsdam
Telefon u. Telefax 03 31/96 37 50

Sozialministerium des Landes
Mecklenburg-Vorpommern
19048 Schwerin
Telefon 03 85/5 88-0
Telefax 03 85/5 88 90 99

Landesstelle gegen die Suchtgefahren
Mecklenburg-Vorpommern e.V.
Voßstr. 15 a
19053 Schwerin
Telefon u. Telefax 03 85/71 29 53

Deutscher Guttempler-Orden
(I.O.G.T.) e.V.
Adenauerallee 45
20097 Hamburg
Telefon 0 40/24 58 80
Telefax 0 40/24 14 30

Hamburgische Landesstelle
gegen die Suchtgefahren e.V.
Brennerstr. 90
20099 Hamburg
Telefon 0 40/2 80 38 11
Telefax 0 40/2 80 10 06

Büro für Suchtprävention
Brennerstr. 90
20099 Hamburg
Telefon 0 40/2 80 38 12
Telefax 0 40/2 80 40 07

Behörde für Arbeit, Gesundheit und
Soziales – Abt. Drogen und Sucht
Sachsenstr. 16
20097 Hamburg
Telefon 0 40/7 89 64-5 84 oder -5 92
Telefax 0 40/7 89 64-5 88

Bund für drogenfreie Erziehung e.V. (BdE)
Postfach 14 22
21496 Geesthacht
Telefon 0 40/71 09 48 10
Telefax 0 40/71 09 48 11

Ministerium für Arbeit und Soziales,
Jugend und Gesundheit
Postfach 11 21
24100 Kiel
Telefon 04 31/9 88-54 34
Telefax 04 31/9 88-51 16

Landesstelle gegen die Suchtgefahren
für Schleswig-Holstein e.V.
Schauenburger Str. 36
24105 Kiel
Telefon 04 31/56 47 70
Telefax 04 31/56 47 80

Blaues Kreuz
in der Evangelischen Kirche
Deutschland e.V.
– Bundesverband –
Eiderstr. 68
24768 Rendsburg
Telefon 0 43 31/59 32 19
Telefax 0 43 31/5 60 15

Bremische Landesstelle
gegen die Suchtgefahren e.V.
Kolpingstr. 3
28195 Bremen
Telefon 04 21/3 35 73-0
Telefax 04 21/3 37 94 44

Senator für Frauen, Gesundheit, Jugend,
Soziales und Umweltschutz
Ref. für Suchtkrankenhilfe/
Landesdrogenbeauftragter
Postfach 10 78 67
28078 Bremen
Telefon 04 21/3 61-1 07 75 oder -23 78
Telefax 04 21/3 61-93 21

Niedersächsisches Sozialministerium
Postfach 1 41
30001 Hannover
Telefon 05 11/1 20-40 90 oder 40 89
Telefax 05 11/1 20 42 95

Fachverband
Drogen und Rauschmittel e.V. (FDR)
Odeonstr. 14
30159 Hannover
Telefon 05 11/1 83 33
Telefax 05 11/1 83 26

Niedersächsische Landesstelle
gegen die Suchtgefahren e.V.
Leisewitzstr. 26
30175 Hannover
Telefon 05 11/85 20 68
Telefax 05 11/81 91 95

**Gesamtverband für Suchtkrankenhilfe
im Diak. Werk der EKD e.V.**
Postfach 10 13 66
34013 Kassel
Telefon 05 61/1 09 57-0
Telefax 05 61/77 83 51

**BAG der Freundeskreise für
Suchtkrankenhilfe in Deutschland e.V. –
Selbsthilfeorganisation**
Kurt-Schumacher-Str. 2
34117 Kassel
Telefon 05 61/78 04 13
Telefax 05 61/71 12 82

**Bundesverband für stationäre
Suchtkrankenhilfe e.V.**
Kurt-Schumacher-Str. 2
34117 Kassel
Telefon 05 61/77 93 51
Telefax 05 61/10 28 83

**Ministerium für Arbeit,
Soziales und Gesundheit**
Postfach 37 40
39012 Magdeburg
Telefon 03 91/5 67-69 34
Telefax 03 91/5 67-69 62

**Landesstelle gegen die Suchtgefahren
im Land Sachsen-Anhalt**
Walter-Rathenau-Straße 38
39106 Magdeburg
Telefon 03 91/5 68 07 11
Telefax 03 91/5 68 07 16

**Diakonisches Werk – EFaS –
Evangelischer Fachverband für
Suchtkrankenhilfe im Rheinland**
Postfach 30 02 04
40402 Düsseldorf
Telefon 02 11/6 39 82 94
Telefax 02 11/6 39 82 99

**Ministerium für Arbeit, Gesundheit
und Soziales**
Fürstenwall 25
40219 Düsseldorf
Telefon 02 11/8 37 35 53

Blaues Kreuz in Deutschland e.V.
Freiligrathstr. 27
42289 Wuppertal
Telefon 02 02/62 00 30
Telefax 02 02/6 20 03 81

**Diakonisches Werk – Arbeitsgemeinschaft
Suchtkrankenhilfe in den Diakonischen
Werken der Ev. Kirche von Westfalen und
der Lippischen Landeskirche**
Postfach 2404
48011 Münster
Telefon 02 51/27 09-3 60
Telefax 02 51/2 70 95 73

Arbeiterwohlfahrt Bundesverband e.V.
Postfach 11 49
53001 Bonn
Telefon 02 28/66 85-0
Telefax 02 28/66 85-2 09

**Deutsches Rotes Kreuz e.V. (DRK)
Generalsekretariat**
Friedrich-Ebert-Allee 71
53113 Bonn
Telefon 02 28/5 41-0
Telefax 02 28/54 14 85

Bundesministerium für Gesundheit
Am Probsthof 78a
53121 Bonn
Telefon 02 28/9 41-0
Telefax 02 28/9 41 49 32

**Landesstelle Suchtkrankenhilfe
Rheinland-Pfalz c/o Diözesan-
Caritasverband Trier e.V.
Referat Gefährdetenhilfe**
Postfach 12 50
54202 Trier
Telefon 06 51/9 49 30
Telefax 06 51/9 49 32 99

**Ministerium für Kultur, Jugend,
Familie und Frauen**
Postfach 32 20
55022 Mainz
Telefon 0 61 31/16 46 55
Telefax 0 61 31/16 20 19

Bundesverband der Elternkreise
drogengefährdeter und drogenabhängiger
Jugendlicher e.V.
Herzbergstr. 82
10365 Berlin
Telefon 0 30/5 56 70 20
Telefax 0 30/55 67 00 25

Katholische Sozialethische Arbeitsstelle
e.V. – Referat Suchtgefahren
Ostenallee 80
59071 Hamm
Telefon 0 23 81/9 80 20-0
Telefax 0 23 81/9 80 20 99

Kreuzbund e.V.
Selbsthilfe- und Helfergemeinschaft
für Suchtkranke und deren Angehörige
Postfach 18 67
59008 Hamm
Telefon 0 23 81/6 72 72-0
Telefax 0 23 81/6 72 72-33

Paritätischer Wohlfahrtsverband –
Gesamtverband e.V. –
Referat Gefährdetenhilfe –
Heinrich-Hoffmann-Str. 3
60528 Frankfurt/Main
Telefon 0 69/6 70 62 69
Telefax 0 69/6 70 62 09

Hessische Landesstelle
gegen die Suchtgefahren e.V.
Auf der Körnerwiese 5
60322 Frankfurt
Telefon 0 69/5 96 96 21
Telefax 0 69/5 96 97 24

Deutscher Frauenbund für alkoholfreie
Kultur e.V.
Kurt-Tucholsky-Straße 7
62329 Egelsbach
Telefon u. Telefax 0 61 03/4 27 31

Hessisches Ministerium für Umwelt,
Energie, Jugend, Familie und Gesundheit
Mainzer Str. 80
65189 Wiesbaden
Telefon 06 11/8 17 36 53/54
Telefax 06 11/8 17 36 51

Ministerium für Arbeit, Gesundheit und
Sozialordnung Baden-Württemberg;
Zentrale Koordinierungsstelle
für Suchtgefahren
Postfach 10 34 43
70029 Stuttgart
Telefon 07 11/1 23-38 10/38 09
Telefax 07 11/1 23-39 97

Landesstelle gegen die Suchtgefahren
in Baden-Württemberg
der Liga der Freien Wohlfahrtsverbände
Augustenstr. 63
70178 Stuttgart
Telefon 07 11/6 19 67-31/32
Telefax 07 11/6 19 67-68

Badischer Landesverband
gegen die Suchtgefahren e.V.
Postfach 11 63
77867 Renchen
Telefon 0 78 43/9 49-1 41
Telefax 0 78 43/9 49-1 68

Deutscher Caritasverband
Referat Besondere Lebenslagen
Postfach 4 20
79004 Freiburg
Telefon 07 61/2 00-0
Telefax 07 61/20 03 50

Verband ambulanter Behandlungsstellen
für Suchtkranke / Drogenabhängige e.V.
Postfach 420
79004 Freiburg
Telefon 07 61/2 00-0
Telefax 07 61/2 00-3 50

Bayerische Landesstelle
gegen die Suchtgefahren e.V.
Lessingstr. 1
80336 München
Telefon 0 89/53 65 15
Telefax 0 89/5 32 80 28

Bayrisches Staatsministerium
für Arbeit, Sozialordnung, Familie,
Frauen und Gesundheit
Winzererstr. 9
80797 München
Telefon 0 89/12 61-22 80
Telefax 0 89/12 61-23 92

Ministerium für Soziales und Gesundheit des Landes Thüringen, Referat 968
Postfach 6 12
99012 Erfurt
Telefon 03 61/34 72-6 80 oder 6 82
Telefax 03 61/34 72-8 60

Thüringer Landesstelle gegen die Suchtgefahren e.V.
Allerheiligenstr. 3
99084 Erfurt
Telefon 03 61/6 43 38 71

Schweiz

ICAA Internationales Büro gegen die Suchtgefahren
Case Postale 1 89
1001 Lausanne
Telefon 0 21/3 20 98 65

ISPA
Postfach 8 70
1001 Lausanne
Telefon 0 21/3 20 29 21

Österreich

Eine Zentralstelle für Suchtmittelfragen stellt in Österreich das Anton-Proksch-Institut, Stiftung Genesungsheim Kalksburg, dar. Diese Institution unterhält im ostösterreichischen Raum viele Beratungsstellen. An das Institut können sich Interessierte auch mit den verschiedensten fachlichen Fragen wenden:

Anton-Proksch-Institut
Stiftung Genesungsheim Kalksburg
Behandlungszentrum für Alkohol- und Drogenabhängige
Mackgasse 7–9
1237 Wien
Telefon 02 22/88 82 53 30

Literaturverzeichnis

Adams, M. u. a.: Drogenpolitik. Meinungen und Vorschläge von Experten. Lambertus-Verlag, Freiburg i. Br. 1989

Berghaus, G., M. Staak, R. Glazinski: Methadonsubstitution und Verkehrssicherheit. Bergisch Gladbach 1993

Buchkremer, G., R. Tölle: Nikotinabhängigkeit. In: Kisker, K.P. et al. (Hrsg.): Psychiatrie der Gegenwart, Band II, 3. Aufl., Springer, Heidelberg 1978, S. 443–466

Bundesgerichtshof: Urteil zur Vergleichbarkeit des Alkohol- und Haschischkonsums: Die Strafandrohung gegen den Erwerb von Cannabis ist nicht verfassungswidrig. Az. I StR 362/92. In: NJW 1992, 2975–76

Bundesministerium für Jugend, Familie, Frauen und Gesundheit, Bundesministerium des Inneren (Hrsg.): Nationaler Rauschgiftbekämpfungsplan – Maßnahmen der Rauschgiftbekämpfung und der Hilfe für Gefährdete und Abhängige. Bonn 1990

Bundesministerium für Verkehr (Hrsg.): Krankheit und Kraftverkehr. Gutachten des Gemeinsamen Beirats für Verkehrsmedizin. 5. Aufl., Bonn 1996

Bundesverfassungsgericht: Urteil zur Ungleichbehandlung von Alkohol und Betäubungsmitteln. Az. 1 BVR 639/68

Bundesverfassungsgericht: Urteil zur Bezeichnung von Cannabis und Amphetamin im BtMG als Betäubungsmittel. Az. 2 BVR 117/90. In: NJW 1992, 107

Bundesverfassungsgericht: Beschluss des 2. Senats zur Frage der Unterstellung von Haschisch unter das BtMG v. 9.3.1994. Az. 2 Bvl 43, 51, 63, 64, 70, 80/92, 2 BvR 2031/92

Bühringer, G.: Drogenabhängige: Spielball der Gesundheitspolitik? In: Bundeszentrale für politische Bildung (Hrsg.): Aus Politik und Zeitgeschichte, Beilage zur Wochenzeitung Das Parlament, Bonn 1990, B 42, S. 12–27

Bühringer, G.: Drogenabhängig. Wie wir Mißbrauch verhindern und Abhängigen helfen können. Herder, Freiburg, Basel, Wien 1992

Burian, W., I. Eisenbach-Stangl (Hrsg.): Haschisch: Prohibition oder Legalisierung. Ursachen und Folgen des Cannabisverbots. Beltz Verlag, Weinheim, Basel 1982

v. Cube, F.: Suchtprävention aus der Sicht der Verhaltensbiologie. Unveröffentl. Manuskr., 1992

Deutsche Hauptstelle gegen die Suchtgefahren (Hrsg.): Jahrbuch Sucht 1993–2000. Neuland, Geesthacht 1992–99

Feuerlein, W.: Alkoholismus – Mißbrauch und Abhängigkeit. 3. Aufl., Thieme-Verlag, Stuttgart 1984

Fischer, J., K.-L. Täschner: Flashback nach Cannabiskonsum – Eine Übersicht. Fortschr. Neurol. Psychiat. 59 (1991), 437–446

Gottschaldt, M.: Alkohol und Medikamente, Wege aus der Abhängigkeit. TRIAS Verlag, Stuttgart 1997

Heckmann, W. (Hrsg.): Praxis der Drogentherapie. Beltz Verlag, Weinheim und Basel 1982

Heckmann, W. (Hrsg.): Berliner Methadon-Colloquium. Beiträge, Diskussion und Dokumentation. Beltz Verlag, Weinheim und Basel 1982

Heckmann, W. (Hrsg.): Drogentherapie in der Praxis. Ein Arbeitsbuch für die 90er Jahre. Beltz Verlag, Weinheim und Basel 1991

Kisker, K.P., H. Lauter, J.-E. Meyer, C. Müller, E. Strömgren (Hrsg.): Abhängigkeit und Sucht. Band III des Handbuchs Psychiatrie der Gegenwart, 3. Aufl. Springer Verlag, Heidelberg 1987

Kleiber, D., K.-A. Kovar: Auswirkungen des Cannabiskonsums, Wissenschaftliche Verlagsgesellschaft Stuttgart, 1998

Koch, M.G.: Drogenfreigabe wiederholt alte Fehler. Unveröffentl. Manuskript 1991

Kreuzer, A.: Cannabisprohibition verfassungswidrig? Anmerkungen zum Beschluß des LG Lübeck (2 Ns Kl 167/90). In: SUCHT, Zeitschrift für Wissenschaft und Praxis 38, 1992, 201–210

Landgericht Lübeck: Vorlagebeschluß an das Bundesverfassungsgericht zur Frage der Einhaltung des Gleichheitsgrundsatzes bei der strafrechtlichen Beurteilung von Haschisch. Az. 2 Ns (Kl. 167/90)

Ministerium für Arbeit, Gesundheit, Familie und Sozialordnung Baden-Württemberg (Hrsg.): Suchtbekämpfung 2. Das Methadonprogramm im Schweizer Kanton Zürich – ein Modell? Dokumentation einer Informationsreise in den Schweizer Kanton Zürich vom 25.–27.04.1988, Stuttgart 1988

Ministerium für Arbeit, Gesundheit, Familie und Frauen Baden-Württemberg (Hrsg.): – Zentrale Koordinierungsstelle für Suchtfragen – Sucht 1 – Einrichtungen für Suchtkranke. Ein Wegweiser. Stuttgart 1991

Platt, J.J., C. Labate: Heroinsucht. Theorie, Forschung, Behandlung. Steinkopff, Darmstadt 1982

Quensel, S.: Drogenelend: Cannabis, Heroin, Methadon: Für eine neue Drogenpolitik. Campus, Frankfurt a.M., New York 1982

Quensel, S.: Mit Drogen leben – Erlaubtes und Verbotenes. Campus Verlag, Frankfurt, New York, 1985

Scheerer, S., I. Vogt: Drogen und Drogenpolitik. Ein Handbuch. Campus Verlag, Frankfurt, New York 1989

Täschner, K.-L.: Therapie der Drogenabhängigkeit. Ein Handbuch. Kohlhammer Verlag, Stuttgart 1983

Täschner, K.-L.: Die Haschisch-Diskussion in der Bundesrepublik Deutschland. In: Faust, V. (Hrsg.): Suchtgefahren in unserer Zeit, Hippokrates Verlag, Stuttgart 1983

Täschner, K.-L.: Das Cannabisproblem – Haschisch und seine Wirkungen. 3. Aufl., Deutscher Ärzteverlag, Köln 1986

Täschner, K.-L., W. Richtberg: Koka und Kokain-Konsum und Wirkung. 2. Aufl., Deutscher Ärzteverlag, Köln 1987

Täschner, K.-L.: Fahrtüchtigkeit bei Drogenkonsumenten. Versicherungsmedizin 43 (1991), 193–196

Täschner, K.-L.: Brauchen wir Methadonsubstitutionsprogramme? Nervenarzt 62 (1991) 524–528

Täschner, K.-L., G.A. Wiesbeck: Heroinsucht. Dtsch. med. Wschr. 116 (1991), 1603–1609, 1640–1645

Thamm, B.G.: Drogenfreigabe – Kapitulation oder Ausweg? Pro und Contra zur Liberalisierung von Rauschgiften als Maßnahme zur Kriminalitätsprophylaxe. Verlag Dt. Polizeiliteratur, Hilden 1989

Uchtenhagen, A., F. Gutzwiller, A. Dobler-Mikola (Hrsg.): Versuche für eine ärztliche Verschreibung von Betäubungsmittel. Abschlußbericht der Forschungsbeauftragten. Zürich 1997

Wanke, K., K.-L. Täschner: Rauschmittel – Drogen, Medikamente, Alkohol. 5. Aufl. des von Hesse begründeten Werks. Enke, Stuttgart 1985 (6. Aufl. in Vorbereitung)

Who: Cannabis: a health perspective and research agenda. Genf 1997